JN055034

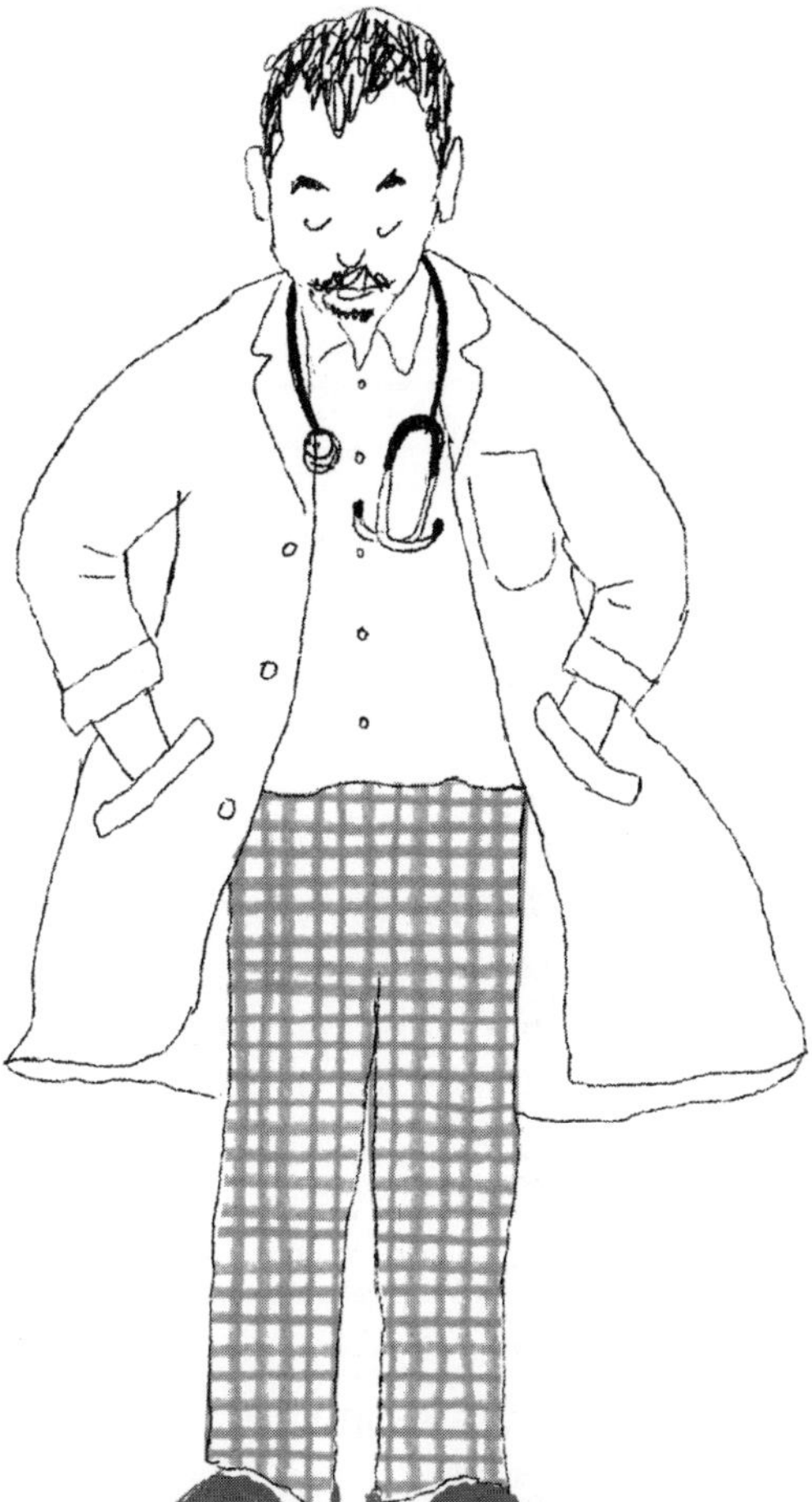

# ぼくとがんの7年

松永正訓

医学書院

**がん**（英 *cancer*　独 *Krebs*）：細胞が正常な形態を失い、無秩序・無制限に増殖した状態。周囲の正常組織に浸潤し、血液やリンパの流れによって他の臓器に転移する。

# はじめに

まず読者のみなさんには安心してもらいたい。ぼくは死なない。ぼくは小児がんの専門家であるため、がんの闘病記をよく読む。すると、「ああ、申し訳ないけど、この筆者は長く生きられないな」と思うことがしばしばある。そして実際、本が完成してしばらくすると、新聞で訃報に接したり、SNSを通じて筆者が亡くなった情報が流れてきたりする。

ぼくが罹《かか》った病気は膀胱がんである。膀胱の内側を覆う尿路上皮《じょうひ》という粘膜にがんができたものだ。毎年、中高年の男性を中心におよそ2万人がこの病気に罹る。そして約8千人が亡くなっていく。およそ40％が死亡するというのは何とも微妙な数字だ。でもぼくは、死の領域を突き抜けたと今は思っている。

闘病を通じて、ぼくは何度もくり返し「痛い目」にあった。がんと闘うとはこんなに痛いものなのかと思い知らされた。ぼくは痛みに弱く、すぐに痛みから逃げ出そうとする。実際に逃げた。だが、闘病しながら仕事だけは可能なかぎりやった。仕事まで休んだら心が折れてしまうと思ったからだ。

合併症を何度も経験し、妻にも泣きつくような情けない闘病だったけど、その間、学ぶことは多かった。患者というのは弱き者で、すぐに冷静さを失い、論理だって物事を考えることができない。医師だった自分が患者という立場に逆転してしまうと、ぼくは自分でもあきれるくらい理性的な判断が下せなかった。そして相次ぐ痛みに心まで蝕まれたときでも、簡単に仕事を休まないことも大切だと学んだ。

そしていろいろなことを考えた。がん患者は悩める存在だが、その悩みにどう対処していいか分からず、もがき苦しんだ。悩みが高じてうつみたいな状態になったとき、それに向かい合う方法を懸命に模索した。死についてはくり返し考え、あるときは恐怖の中で死を思い、またあるときは、冷静に死を見つめた。また、患者と医療スタッフの関係性についても改めてじっくりと考えてみた。

こうしたことが、がんと闘う読者に参考になるのではないかと期待したい。特にがんを患ったときに生じる悩みにどう対処するかのヒントになってくれればうれしい。また医療従事者に対しても、患者とどう接し、どういう関係性を築けばいいのかを考えるヒントになってくれればいい。

本書を読んでいただく前に、ぼくの職歴と病歴を簡単に書いておく。ぼくは

1987年に千葉大学医学部を卒業し、小児外科医になった。小児外科という領域は聞き慣れないと思うが、生後0日の赤ちゃんから中学3年生までを対象とし、胸や腹を開いて外科治療を行うのが小児外科医である。

治療における最も大きな課題は、新生児外科疾患の治療成績を上げることと、がんの子どもの救命率を少しでも上げることである。ぼくの専門は小児がんで、基礎研究・臨床・教育を担当した。小児がん医療に関して当時のぼくは、日本で最も名の通った医者の一人だった。

ところが40歳のときに、解離性脳動脈瘤でぶっ倒れた。そして44歳で、19年所属した千葉大学小児外科教室をやめて開業医になった。

現在は、手術をしていないので、小児外科医と小児科医の中間のような医者である。開業してからも最初の5年くらいは全国からセカンドオピニオンを求めてがんの子どもの家族が来た。今はもう後輩の小児外科の教授に任せている。なお、診療の合間を縫ってときどき本を書いている。売れない物書きでもある。

さっそく、ぼくの闘病について語ろう。それはクリニックを開設して9年目のことだった。

ぼくとがんの7年｜目次

イラスト　丹下京子
装幀　松田行正＋杉本聖士

# 第一章

# 医師、患者になる

# 血尿が出た日

書斎でパソコンに向かい、一日の終わりのルーチンとしてブログを書いた。神山典士さんの『ペテン師と天才　佐村河内事件の全貌』（文藝春秋、２０１４年）という本に関する書評だった。文章をアップすると23時になっていた。そろそろ布団にもぐって読書をしようかなという時刻である。

トイレに行って用を足す。ジョボジョボと流れる尿を見ていると、途中から何だか色が濃くなってきた。

（なんだ、これ？）

さらに見ていると、褐色の尿が続き、それが赤く変化していく。最後は真紅の液体が流れ出た。どう考えてもこれは血液である。どうするか？　流す前に写真を撮る？　ぼくは書斎に戻ってスマホを手にした。やはりどう見ても血液だ。撮影してから水を流した。

再び書斎に戻って椅子に座り考えた。血尿の原因はなんだろうか。見間違いと思いたいが、自分で証拠写真を撮っている。ぼくは大学生の頃、ラグビーを激しくやって血尿が出て大学病院に通院したことがあった。あのときは、尿検査で見つかった血尿で、肉眼的には異常はなかった。

目にもはっきりと分かるこんな血尿っていったいなんだろう。イヤな予感がする。妻はもう二人の娘と一緒に眠ってしまっているので、相談もできない。彼女は看護師なので、こういうときに頼りになるのだが、まさか今から起こすわけにはいかない。

書斎で一人悶々とした。何かの理由で一過性に出血することもあるかもしれない。そうだといい。ネットで「血尿」と検索することはせず、ソファーにゴロリとなって読書を始めた。眠気がやってこない。気がつくと日付が変わり、午前2時になっていた。

またも尿意を感じた。怖い気持ちと、もう一度確かめたいという気持ちでトイレへ向かう。今度は、普通の尿は出なかった。血液だけが出た。

これは腎臓の病気、たとえばIgA腎症とか、あるいは膀胱がんではないだろうか。腎臓の病気ならば、腎臓内科が担当だし、膀胱がんならば泌尿器科が専門になる。どちらに優先順位が高いかと言えば、それはもちろん膀胱がんかどうかの診断をつけることである。

朝になればクリニックの診療がある。仕事は休めない。特に午後2時からの予防接種・健診は予約制なのでこちらの都合でキャンセルするわけにはいかない。でも、夕方の診療を臨時休診することは可能だ。予防接種・健診が終わったら、泌尿器科へ行こう。でも、いったいどこの泌尿器科へ？

ぼくには持病がある。解離性脳動脈瘤だ。未破裂のまま無治療で10年以上千葉大学病院の脳神経外科で経過観察している。もし膀胱がんならば千葉大で治療を受けたい。しかし医師の紹介状がなければ大学病院の泌尿器科を受診することはできない。そのためにまず開業医の泌尿器科を受診する必要がある。

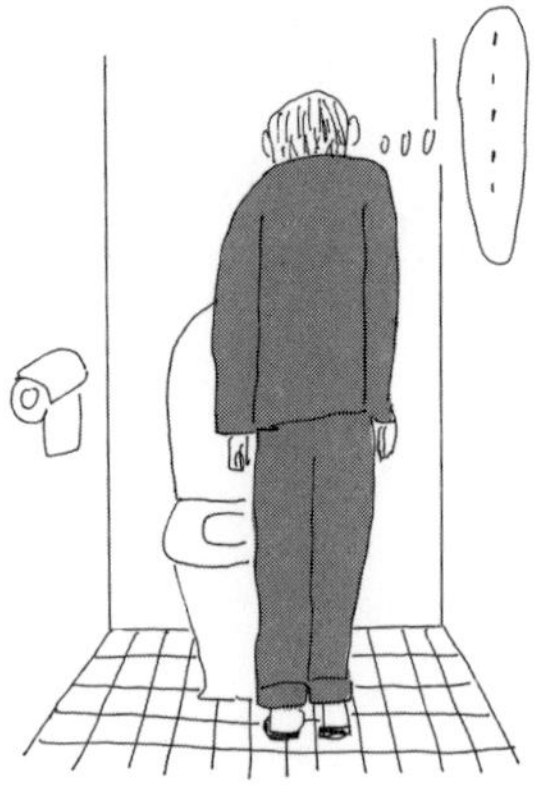


「千葉市」「泌尿器科」で検索してみる。いくつかクリニックがヒットした。しかしどのクリニックがいいのか判断に迷う。どうしよう？　そのとき、パッと閃いた。ぼくの同級生でわりと親しくしていた泌尿器科のサト先生の顔が思い浮かんだのだ。サト先生は今、どこの病院で働いているのだろう。検索するとすぐに分かった。国立病院機構・千葉医療センターに勤務している。自宅から近いじゃないか。

（よし、夜が明けたらサト先生に電話して相談してみよう）

時刻はもう3時。ぼくは入眠剤をゴクリと飲んで速攻で眠りについた。

2015年1月7日の夜から8日にかけてのことである。ぼくは53歳だった。


朝6時には目が覚めた。妻は毎朝5時に起きているので、ぼくは寝室から階下へ降りて行き、台所にいた妻に声をかけた。血尿の顚末《てんまつ》を話すと、普段は笑顔を絶やさない妻の表情が少しだけ硬くなった。

「もしかしたら膀胱がんかもしれない。同級生のサト先生に電話して、このあとどこのクリニックを受診したらいいか、相談してみる。受診するときは一緒に来てくれる？」

妻は「分かった」とうなずいた。

いつものように自家用車に乗って30分でクリニックに着いた。スタッフたちが先に来ていて、すでに掃除を始めている。ぼくは看護師のAさんを呼び止めた。

「ちょっといい？　実は昨夜、血尿が出た。肉眼的血尿なんだ。ヤバイやつかもしれない。今日の午後、休診にしてくれる？　予防接種・健診はやるから」

「……大丈夫ですか、先生？　どこの病院へ行くんですか？」

「今から同級生の泌尿器科医に相談してみる」

院長室の時計を見ると、8時45分だった。外来診療が始まる直前である。ネットで千葉医療センターの電話番号を確認し、スマホから電話を入れる。交換手に「泌尿器科のサト先生をお願いします」と伝えると、「どういうご用件でしょうか？」と聞かれる。ちょっと迷ったが「患者のことで相談が」と言うと、電話は保留音に変わった。

1分くらいしてサト先生が電話に出た。

「よー、久しぶり！」

確かに久しぶりである。ぼくは医者になって3年目から6年目まで大学院に進んでいたが、そのときにサト先生とは少しの期間一緒に実験をやったことがあった。それ以来である。

「で、今日はどうしたの？」

「昨日の夜、はっきりした血尿が出てしまって。腎臓内科も考えたんですけど、泌尿器科が先かなと思って。どこの泌尿器科に行ったらいいか分からなくて……」

「あ、それなら、うちにおいでよ。開業医のところへ行くより、その方が早いよ」

それはありがたい。余計なステップは省略できるかもしれない。

「ほんとですか！　じゃあ、受診します。16時頃になりそうですけど、大丈夫ですか？」

「受付には言っておくから、夕方に来て。まだ、外来をやってる時間だから」

その日の午前、ぼくは30人の子どもの診療を行った。昼休みを挟んで、午後から10人の子に予防接種と健診を行った。午後の診療は臨時休診として、いったん自宅に帰り、妻を車に乗せて千葉医療センターに向かった。自宅から40分くらいの距離である。医療センターは広大な敷地に2か所の大きな駐車場を有し、病院は8階建てでベージュ色の明るい外装である。規模としては大学病院よりもコンパクトという印象だ。総合受付を通り、エスカレーターで2階に上がると外来診察エリアが広がっている。泌尿器科へ行き2度目の受付をすると待合スペースの椅子に腰を下ろした。待っている患者がかなりいるので、これはしばらく順番が回ってこないなと思った。ぼくの隣で妻も無言で座っている。

1時間くらいして名前を呼ばれた。妻とともに診察室に入るとサト先生が迎えてくれた。先生は東京の名門私立K大学を卒業してから千葉大学医学部に入学してきたので、ぼくより四つ年上のはず。ややポッチャリした体型で目尻に少しシワがあり、優しい風貌だ。昔と変わっていない。そう言えば医学生のころからオジサン風だった。

「血尿が出たっていうことだけど？　痛みは？」

「ありません。血尿だけです。最初は普通の尿で途中から真っ赤になりました」

「精液には血は混ざってない？」

「それはありません。昨日の夜の血尿だけです」

「じゃあ、まず超音波をやってみよう」

ベッドに横になり、腹を出す。サト先生が超音波のプローブにゼリーを塗り、ぼくの下腹部に当てる。モニターはぼくにも見えている。

「あ、なんかあるね」

先生は素っ気なく言った。膀胱は尿で満ちているので黒く映る。その中に白い塊が映っていることがぼくにもすぐ分かった。

「ああ、ありますね」

ぼくもそう応じた。

先生は手早く腎臓などをチェックすると超音波の電源を切った。

「おそらく膀胱がんだね。確定診断するためには膀胱鏡が必要になる。今、できるけど、やる？」

膀胱鏡か……。ぼくは大学病院で働いていた頃、さんざん膀胱鏡検査を見た経験がある。もちろん、相手は小児である。ぼくの二つ上の先輩が小児泌尿器科に詳しく、その先生が日常的に膀胱鏡検査をやっていた。膀胱鏡というのはステンレス製で一直線の棒の形をしている。人間の尿道はL字型をしているので、L字の尿道に真っ直ぐな金属の棒を入れるのは、ある意味で無理がある。子どもの場合は、当然検査に協力が得られないので、全身麻酔をかける。ぼくは何度も子どもに麻酔をかけたが、膀胱鏡検査はちょっと正視に耐えないという感じだった。

しかし、自分に膀胱がんの可能性があれば膀胱鏡を受けないわけにはいかない。鎮静剤でも打ってくれれば少しは楽かもしれないが、サト先生は澄ました表情でそんなことはちっとも言わない。つまり麻酔はなしだ。ぼくは「お願いします」と引きつった顔で返事をした。

妻を待合スペースに残して、ぼくは奥の処置室へ移動した。そこには理容室にあるようなでっかい椅子があった。衣服を脱いで椅子に座ると、椅子が回転して下半身が先生の方を向く。同時に脚を乗せているパーツが左右に分かれ開脚の姿勢になる。さっとカーテンが引かれて、ぼくの上半身と下半身は遮られた。

「じゃあ、始めますよ〜」

サト先生の優しい声がカーテンの向こうから聞こえてくる。ここから先は、詳述し

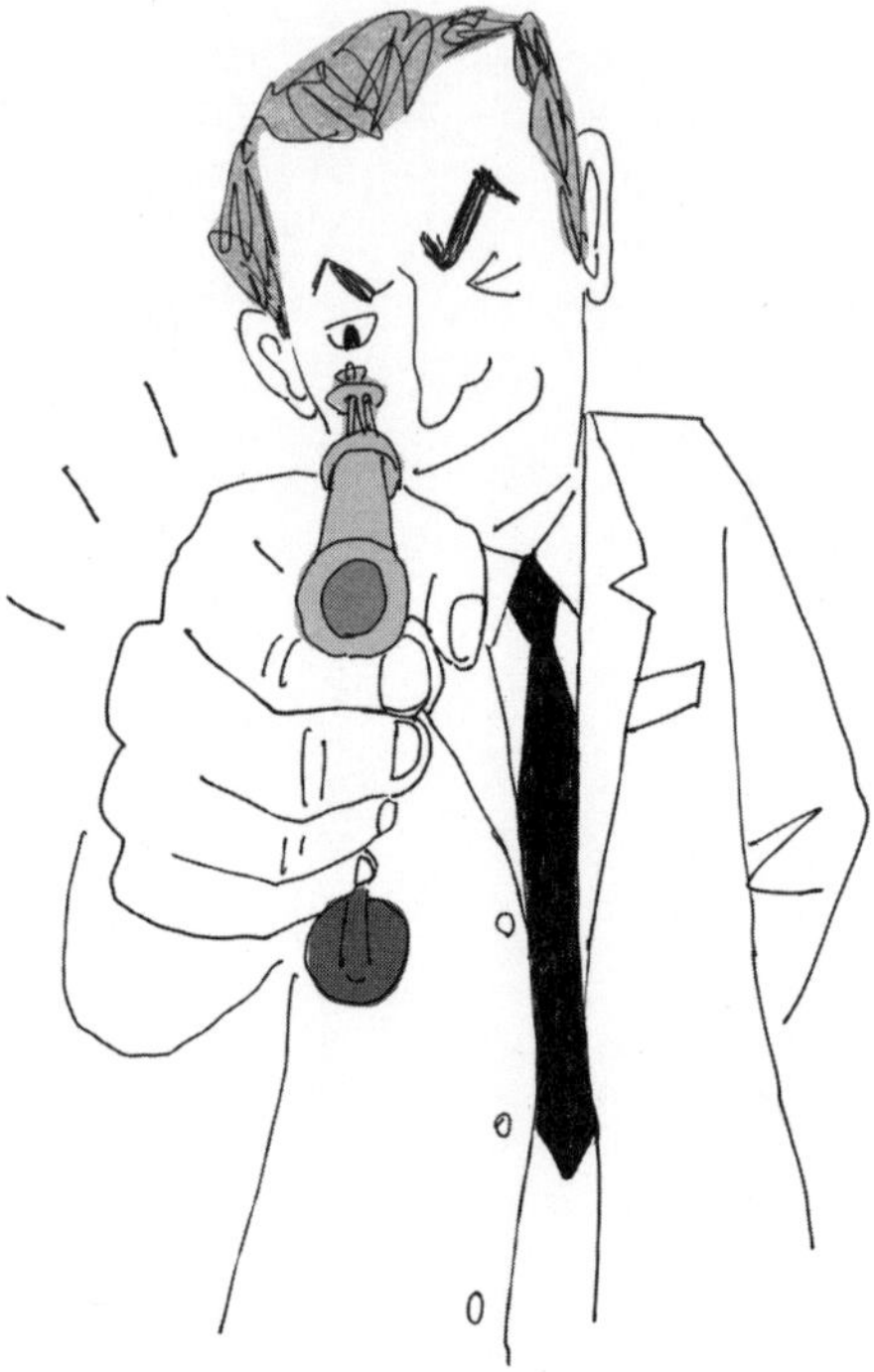

ない。もともとぼくは痛みに弱い。歯医者さんへ行っても、先生に笑われるほど頭をのけ反らしてしまう。痛みに弱い人間が痛いことをされるのだから、痛くないわけがない。痛いという言葉を通り越すような経験だった。

検査が終わって看護師さんが「服を着たら、どうぞトイレに行ってください。そのあと、また呼ばれますから待合の椅子に座ってお待ちください」と優しく声をかけてくれた。

ぼくは涙目で処置室を出てすぐ目の前のトイレに向かう。検査中は膀胱内に生理食塩水を入れているから尿意がある。トイレに入って恐る恐る排尿してみた。ドバドバドバと血尿が出る。ズキズキズキと尿道が痛い。これはきつい。心も痛い。魂が引っこ抜かれたかのようだった。

待合に戻って妻の隣に座ると、思わず妻の手を握った。妻は手術室の看護師だったので、膀胱鏡がどういうものか知っている。だからだろう、黙ってぼくの手をさすってくれた。

ほどなくして、サト先生に診察室に呼び込まれた。先生は写真を手にしていた。膀胱の粘膜からデコボコした塊が盛り上がっている。カリフラワーみたいだ。胃や大腸の場合は、良性の病変とがんの区別は肉眼だけではつかないので、生検を採って顕微鏡で確定診断をつける。しかし膀胱の場合、膀胱粘膜に腫瘤《しゅりゅう》状の塊があれば、それは悪性、つまりがんである。先生が言う。

「やっぱり膀胱がんだね。そんなには進行していないと思うよ。30ミリくらいの大きさかな」

「そうですよね、がんですよね」

そりゃそうだとぼくは思った。無痛性の肉眼的な血尿。で、超音波検査で腫瘤が見えていたのだから、膀胱がん以外にあり得ない。

あなたはがんですと言われて、「ガーン」とは思わなかった。それよりあんなにイタイ膀胱鏡検査を受けて損した気分だった。そっと妻の顔を見ると、妻も表情を変えていなかった。悲しそうな表情をしていなくてよかったと思い、ホッとした。

こうしてぼくは血尿が出てから24時間もしないうちに、膀胱がんと診断された。

## がんとどう向き合うか？

サト先生は「膀胱がんです」と宣告すると、続けてぼくに尋ねてきた。

「タバコ、吸ってる？」

その言葉でタバコがリスク因子なんだと分かった。

「21歳から40歳まで、19年間1日20本吸っていました。40歳にやめています」

こんなに細かく答えた理由は、一般的に1日20本を20年、つまり20×20＝400を超えると発がんのリスクが高まると言われているからだ。現にもうがんになってしまったのだから、そんな言い訳をしても仕方ないのだが、医者の不養生と言われるのはイヤだったので、つい19年でやめたと口をついたのである。

サト先生は、ぼくの答えを聞き流すように、「65歳以上の男性に多いんだよね」と呟いた。がんは確かに高齢者の病気である。ニコチンやタールなどの発がん物質が尿中に溶け出し、膀胱の粘膜に長年触れているうちに細胞のDNAに傷が入ってがんに至るわけだ。

ぼくはまだ53歳で、タバコをやめて13年になる。なんだか理不尽な気がした。うちの父親は1日100本喫煙する猛烈なヘビースモーカーで、自宅の居間は煙で真っ白だった。受動喫煙を含めると40年くらいタバコの煙を吸っていることになる。それも関係あるのだろうか。また、21歳のぼくに初めて喫煙を勧めた悪友の顔が思い浮かび、ちょっと腹立たしい気持ちになった。

しかしそんなことを考えても仕方ない。問題はこれからのことだ。まず知りたいと思ったのは予後、つまり生存率である。要は自分は助かるのか、そうでないのか、それが知りたい。

「先生、予後はどうなんですか？」

サト先生はちょっとイラッとしたように答えた。

「がんの予後は病気の広がりと病理の悪性度で決まるから、今の段階では確定的なことは言えないよ」

先生の顔には、「君だってがんの専門家でしょ？」と書いてあった。まったくその通りだ。お恥ずかしい。自分は大学病院に勤務していたとき、患者家族にさんざんがんの予後に関して、複数の予後因子をあげて説明してきたのに、自分が患者になるとそういうものがすべて吹っ飛んでいた。

サト先生が続けて言う。

「ただ、がんの形を見ると表在性に見えるから、手術で取り切れば治るんじゃないかな？」

それはありがたい！

「まあ、たぶん、だけどね」

ガクッときた。

「おそらく90％くらいは大丈夫なんじゃないかな？」

90％大丈夫ということは、10％くらいは死ぬということだ。なんて微妙な数字なんだ。

結局いろいろと検査してみないと分からないし、手術で腫瘍を摘出して病理検査をしないと予後が分からないということだ。でも、今の時点で分かることを教えてほしいし、今後のために知っておいた方がいいことを教えてほしい。

だけど、サト先生はそれ以上説明してくれない。これがいつものサト先生のスタイルなのか。それともぼくが医者だから詳しい説明は要らないと考えているのか。あるいは混雑している外来で一人の患者にそんなに時間はかけられないということなのだろうか。

ぼくは小児がんの宣告をする場合、家族にいつも1時間は説明していたので、そのギャップに戸惑った。だからと言ってサト先生に不信感を抱くとかそういう気持ちはまったく持たない。説明がシンプルなのは、病気が深刻でない証拠だ、ぼくはそう解釈した。

「うちの病院で手術する？」

サト先生はそう聞いてきた。一瞬考えたが、大学病院よりも千葉医療センターの方がいいかもしれない。ここで手術をするならば、サト先生が執刀してくれる。ぼくもサト先生も医者になって28年目。外科医として脂が乗り切っている……いや、脂も枯れて、ある境地に到達しているはず。つまり、どんな事態にも対応できるベテランの域にいることは間違いない。

大学病院だと誰が執刀医になるか見当もつかない。これは大変微妙な話になるが、まだまだ手術症例が足りない若手に手術が任されるかもしれない。一方でぼくは大学病院で講師まで務めたのでＶＩＰ扱いになり、普段は手術などしない教授などが執刀医になるかもしれない。どちらにしてもあまりありがたくない。普通のベテランの先生に手術してほしい。であれば、ここで手術を受けた方がいい。

「先生、お願いします。ぼくは解離性脳動脈瘤の持病があって、いろいろ厄介かもしれませんが、ここで手術してください。手術はルンバール（腰椎麻酔）ですね？」

「いや、全身麻酔でやろう。腫瘍の位置が尿管口（腎臓から尿が降りてくる尿管の開口部）に近いんだよ。この近くには閉鎖神経が通っていて、閉鎖神経を電気メスで傷つけると、脚がバチンと閉まるので大変危険なんだ」

「TUR-BTで焼き切るんですね？」

TUR-BTとは経尿道的膀胱がん切除術のことである。手術室で全身麻酔をかけて、膀胱鏡を膀胱の中に入れて、膀胱鏡の先から伸びている電気メスで腫瘍を焼き切るという手術だ。

サト先生は「そうです」とうなずき、手帳を取り出して日程を考え始めた。ぼくとしては一刻も早く手術をしてほしい。早期だから安心、ではない。早期だからこそ、がんが進行しないうちに切除してほしい。

「1月28日に造影CTを撮ろう。肺・肝臓・周囲リンパ節への転移があるかどうかをチェックするね。29日は術前検査。胸部X線、心電図、呼吸機能検査、採血をやろう。両方とも午後から夕方までかかると思って」

ぼくも手帳を取り出してメモを取った。サト先生は電子カルテにオーダーを次々と入力していく。

「で、手術日は……2月17日、火曜日に入院。18日に手術。19日は様子を見て、20日、金曜日に退院でどうかな?」

「先生、術後の痛みはどうですか? 23日の月曜日から仕事に復帰して大丈夫ですか?」

「大丈夫でしょう。その予定でいきましょう」

「先生、あと一つだけ。ぼくはクレアチニン(腎機能の指標)の値がちょっと高いんです(腎機能が悪い)。造影CTで腎臓に悪影響はないでしょうか?」

「そうだね。じゃあ、検査のときに点滴を入れるから、その際に採血してクレアチニンの値を調べよう。値に応じて造影剤の量を調整するから」

「分かりました」

「じゃあ、あとは看護師さんに入院の手続きを聞いてね」

「はい……」

ぼくが返事すると、サト先生はまた電子カルテに向かった。何か追加で言ってくれるかと思ったが、それで終わりだった。ぼくがそのまま椅子に座っていると、「じゃあ、あとは看護師さんに」と再度言われて部屋を出ることになった。

ぼくは妻に「やっぱりそうだったね」と声をかけると、妻は小さくうなずいた。さすが外科医の嫁で度胸がすわっている。

受付カウンターで看護師さんから入院について説明を聞く。最大の関心は、大部屋か個室かである。当然のことながら個室には特別料金がかかる。だけど、ぼくは非常に神経質な性格なので大部屋にはとても耐えられない。開業医として日々懸命に働いているので、少しは蓄えがある。絶対に個室にしたい。看護師さんにその希望を伝えると、個室AからDまでのうち、どれがいいか第2希望までを聞かれた。

妻と一緒に無言で帰路についた。別に気持ちが暗くなったわけではないが、特に話題がないので、お互い黙っていた。妻は、数え切れないほどたくさんのTUR-BTを見てきたので、不安感がないのだろう。ぼくは実際にTUR-BTを見た経験はないが、どういう手術になるのかは十分にイメージできる。大腸ポリープの切除は何度も見てきたし、自分でもやってきた。手術の手順は基本的に同じようなもののはずだ。

帰宅すると書斎にこもった。今後のことで一番心配なのは、クリニックの運営である。開業医は月に4週働くと、そのうち2週分の売り上げは家賃やスタッフへの給与、材料費、光熱費などの固定費に充てられる。あとの2週分が自分の収入になるが、膀胱がんの手術で1週間休むことになるので、ぼくの月収はおよそ50%になる計算だ。

さらに手術にあたって医療費がどれくらいかかるか見当もつかない。10万円なのか、

20万円なのか、もっとかかるのか？

開業医の多くは医師会の休業補償というものに加入している。しかしぼくの場合、解離性脳動脈瘤があるため、医師会と提携している保険会社の休業補償に入れてもらえなかった。クリニックを始めるにあたり大きな借金を負ったが、この分に対する新たな生命保険にも入っていない。個人事業主である開業医というのは、身分が不安定なのだと改めて痛感した。会社勤めだと有給休暇などを利用して、経済的には少し安心なのだろうか。

ぼくには以前から入っている生命保険があった。契約の内容は自分なりに理解しているつもりだったが、がんの手術で保険金がおりるかどうかよく分からない。担当の人にメールを書くとすぐに返事があり、がんの入院治療に対してしっかり保険金が給付されるという。手術が終わって退院したら、診断名と入院期間が分かる証明書か診断書を作成してもらってくださいと言われた。少し気持ちが楽になった。

2月16日から1週間休診にするとなると、最も困るのはすでに予約を取っている予防接種・健診の子どもたちのことである。こちらの都合で大変申し訳ないが、キャンセルさせていただくほかない。

明日は、スタッフに事の顚末を打ち明けて、予約患者を後ろの方にずらすために、すべてのご家族に電話を入れてもらうことになる。こうした作業がどれだけ大変なことか、ぼくは大学病院勤務時代に、日程の変更のために手術予約の患者家族に電話をかけた経験が何度もあったのでとてもよく分かる。スタッフには申し訳ないが、お願いするしかない。

とにかく1週間もクリニックを閉めるのは開業以来初めてである。その間、うちのクリニックのかかりつけの子どもたちに何かあったらと思うと心配で仕方ない。経済的なダメージは命の引き換えなので仕方ないし、あくまでも一過性のことだからいずれどうにかなるだろう。しかし、患者たちに迷惑をかけるようなことがあったらと思うと、どうしても心が落ち着かない。

日が落ちて夕食の時刻になった。二人の娘たちの顔を見ていると何とも切ない。長女は現在、大学受験の真っ最中で、次女は中学受験の直前である。この子たちにがんの話をしても理解はできないだろう。そもそも自分自身が予後に関して十分に分かっていないのだ。100%治る保証があれば説明してもいいかもしれないが、そうではない。ましてや受験を控えてナーバスになっている時期に話すような内容ではない。それに長女も次女もビビリなので、こういう話には耐えられないだろう。いつか話せるときがくればいい。

夕食後、書斎に戻った。がんとの闘いで重要なのは情報である。一番手っ取り早いのはネットである。しかしネットの世界の情報は玉石混交なのは知り尽くしている。診療をやっていて、よく「ネットで見たんですけど……」と家族が言い出す内容は、たいてい間違っているか、非常に極端なケースだ。ぼくは思った。膀胱がんに関してネットで調べることはやめようと。

ぼくが医学生時代に使っていた泌尿器科の教科書は古すぎて話にならないから、膀胱がんにフォーカスを当てた医学書を購入することにした。診療ガイドラインを含めて、膀胱がんに関する最新の解説書を6冊、ネット書店で買い求めた。基本的なことは、これらの本を熟読して理解し、あとはサト先生に質問しよう。

夜遅く音を立てないように寝室に入ると、妻と子どもたちがすでに寝入っていた。枕元の読書灯のわずかな光で長女と次女の顔が仄《ほの》かに見える。そう言えば、以前にぼくはよく言っていた。オレの夢はハタチになった娘と寿司屋のカウンターで一緒に酒を飲むことだと。がんに負けるわけにはいかない。

布団にもぐるがなかなか寝付けない。やはり神経質になっているのだろうか。それはそうだろう。がんと診断されて平常心でいられるはずはない。眠れないまま時間だけが過ぎていく。掛け布団をはいで上半身を起こすと、ぼくは両手を合わせて拳をつくった。拳を額に当てて祈った。我が家の幸福がずっと続くようにしばらく祈り続けた。祈ったら心が少し落ち着いた。

## 粘膜の内か外か?

ぼくが膀胱がんについて知っていることと言えば、世界で初めてクローニング（ある特定の遺伝子を単離すること）されたがん遺伝子には膀胱がんの培養細胞が材料になっていたことと、俳優の松田優作さんが膀胱がんで亡くなったことくらいだった。松田優作さんの闘病に関しては『越境者　松田優作』（松田美智子、新潮文庫、２０１０年）に詳しい。ただ、この本は、医学用語にあやふやな記述があり、正確な闘病の過程は分からない。

彼には数年にわたる血尿と痛みがあったようだが、それを放置したか、相談した医師が正確に診断できなかったかのいずれかのようだ。いずれにしてもがんは進行し、松田優作さんは緊急入院するほどまでに悪化する。その時点で、本格的な手術を受ける選択肢もあったのだが、彼はそれを選ばなかった。リドリー・スコット監督の映画『ブラック・レイン』に出演することにしたのである。映画出演は大成功を収め、松田優作さんにはハリウッドから多数のオファーが来たというが、この映画が遺作となってしまった。

主演のマイケル・ダグラスを完全に食う演技をした松田優作さんは、映画作りに参加して本望だったのかもしれないが、医者というぼくの立場からすると何も命と引き換えなくてもと思ってしまう。病気が初期のうちにきちんとした治療をしていれば、がんを克服しハリウッドのスターになれた可能性もあったので何とも惜しい。

さて、がんというのは一般的にT（原発腫瘍）、N（リンパ節転移）、M（遠隔転移）の三つの因子の組み合わせによってステージ（病期分類）が決まる。病期が決まれば、治療方針を知ることもできるし、予後（生存率）を知ることもできる。

もし、Mがプラス（遠隔転移あり）ならば、TやNに関係なくそれはステージ4である。Mがマイナス（遠隔転移なし）のときに、TとNの広がりによってステージ1～3が決定する。

1月28日にCT検査はすでに終わっていた。肺や肝臓には転移がないことが分かった。もしステージ4だと原発巣の手術には意味がほとんどなくなる。この場合、がんを全身病と考えなくてはならないので、治療の中心は抗がん剤治療になる。抗がん剤はゲムシタビンとシスプラチンの2剤だ（これをGC療法という）。治療期間は6か月に及ぶが、これで完全に治るわけではない。生存率は10％台である。

ぼくは小児がんを専門とする医師としてシスプラチンを数えきれないほど使ってきた。だからその猛烈な副作用もよく分かる。自分があの治療に耐えられるかというと、自信がない。いや、生きるためには耐えるしかない。いずれにしろ、画像検査で遠隔転移がないことはよかった。

さらにCTでは、原発腫瘍の進展状況を確認できる。リンパ節転移があれば、画像で捉えることができるし、腫瘍が膀胱の壁を破って広がっていればそれもチェックできる。ぼくの場合、膀胱の原発腫瘍はそこまで広がっていなかった。

では、ぼくの膀胱がんはステージ1と考えていいのだろうか。そんなことを思いながら、ネット書店で買い込んだ膀胱がんの専門書を、休診日にソファーに寝っ転がって読んでいた。そしてステージに関するページを開いたときに、ギョッとなった。「筋層非浸潤性がん」という言葉と「筋層浸潤性がん」という言葉がある。要は、T因子のうち、腫瘍が膀胱粘膜にとどまっているのが「筋層非浸潤性がん」。そして腫瘍が深く進んで筋層に到達しているのが「筋層浸潤性がん」。

前者はステージ1であるし、後者はステージ2〜3とも言える。しかし、原発巣が粘膜の内か外かで治療方針が決定的に異なることが本には書かれていた。もし、粘膜内に腫瘍がとどまっていれば治療はTUR-BTである。しかし、粘膜の外（つまり筋層）まで腫瘍が浸潤している場合、手術は膀胱全摘出になるというのだ。

膀胱の粘膜なんてわずか数ミリの厚さである。その数ミリに腫瘍がとどまっていないと膀胱を全部取ることになる。サト先生が「表在性の腫瘍に見える」と言ったのは、粘膜から発生した腫瘍が、膀胱の内腔に向かって広がっていって、筋層の方には進んでいないと感じたことを言っていたのだろう。

しかし、膀胱全摘という過激とも思える治療方針が標準治療になっているとは夢にも思わなかった。筋層に浸潤しているならば、その筋層部分を広く切除して縫い合わせればいいようなものである。おそらくかつてはそういう手術がくり返し行われたのだろう。そして全員が再発したに違いない。

ぼくの膀胱がんが粘膜の内にとどまっているか、外（筋層）まで行っているか、それを知る方法は、手術で摘出した標本を顕微鏡で見るしかない。運命の分かれ目は、術後の病理診断にあるのだ。内か外か、それは天国と地獄ほど異なる。

ぼくはソファーに寝っ転がるのをやめて座り直した。ステージの所だけでなく、総論からしっかりと読み直していく。膀胱がんが、膀胱だけのがんと考えてはいけない。腎盂《じんう》（腎臓の中の尿を溜める部分）→尿管→膀胱→尿道を通って尿は体外へ出る。腎盂から尿道までは一つの管と考えていい。そしてこの管はいつでも尿で満ちている。その尿の中にニコチンなどの発がん物質が含まれていれば、がんが発生する場所は膀胱だけとは限らない。腎盂から尿道までどこからでも発がんする。

さらに言えば、腎盂から尿道までの1本の管には数十年の間にDNAに傷が入っている。今、一つのがんの塊が膀胱内にあっても、将来、尿路系のどこかからまたがんが発生するかもしれない。これは厳密に言うと、がんの再発とは少し違う。多中心性とか多原発性腫瘍という言い方をする。要は、将来にわたって膀胱を含めた尿路系に何度もがんが出現する可能性が高いのだ。

さらに悪い話が本には書かれていた。最初は表在がんでも何度もがんが出現するうちに筋層に浸潤するようになり、やがて膀胱全摘になる可能性が高まるという。ということは、今回、TUR-BTで腫瘍を切除し、たとえがん細胞が粘膜内であってもそれで終わりではない可能性があるということだ。ぼくはその記述を読んで実にイヤな気分になった。これは思った以上にやっかいな病気かもしれない。

膀胱がん全体に占める表在性がんの割合は70％と高い。ところが、膀胱がんに罹る人は毎年約2万人いて、亡くなる人は約8千人だそうである。およそ40％の人が死亡するというのは、最初は表在性がんでもその後に進行することがあるからである。40％という数字は何とも微妙である。膵臓がんや肝がんに比べれば全然良好だ。しかし、生存できる人が60％というのは、半数を少し越えただけの数字ということになる。

膀胱全摘になると、生き延びてもその後の人生が変わる。実はぼく自身が小児に対して膀胱全摘の手術をした経験がある。その子どもは前立腺の巨大な横紋筋肉腫だった。抗がん剤に対して治療抵抗性で手術に踏み切った。手術では前立腺と膀胱をすべて取った。

膀胱をすべて摘出すると、尿路変更術が必要になる。どこからか尿を出さないわけにはいかない。方法は二つ。

一つは回腸導管という方法だ。回腸というのは小腸のうちの大腸寄りの部分。その回腸を20センチくらい切り出して、その回腸に尿管を吻合《ふんごう》する。そして回腸を人工肛門のように臍《へそ》の隣に開口させる（ストーマ）。尿は垂れ流しになるので、パウチという装具をお腹に貼っておき、時間を決めてパウチの中の尿を捨てるという方法だ。

利点は術式として方法が確立しているので、手術がそれほど複雑でない。欠点は、お腹にパウチが付くので、銭湯や温泉に入るときに困る。トイレも、多目的トイレを使用する必要がある。つまり人の目が気になる。

もう一つの方法は、ハウトマン法である。回腸を40センチくらい切り出し、これを球形に形作って代用膀胱にする。尿管を代用膀胱に吻合し、代用膀胱と尿道をつなぐ。こう聞けばいいことずくめのようだが、代用膀胱には尿意を感じる神経もなければ収縮する力もない。

したがって、2時間に1回くらい自分で腹圧をかけて尿を出す必要がある。また外出に備えてカテーテルを尿道に自分で入れて、代用膀胱の中を空にしておく必要もある。そしてがまんすることもコントロールできないので、尿失禁もある。特に夜間は頻回にトイレに行かないと尿漏れになる。日中でも尿漏れパッドが必要になる。

利点は、パウチを貼る必要がないので、見た目が良好なこと。欠点は、手術が複雑なため時間がかかる。また長期的な予後もまだ十分なデータがないことである。排尿がコントロールできないことは述べた通りである。

ぼくが膀胱がんになった2015年当時、膀胱がんを患った有名人は前述したように松田優作さんくらいしか知らなかった。この原稿を書いている現在では、もう少し同病の著名人がいる。立花隆さんは『がん　生と死の謎に挑む』（文春文庫、２０１０年）に闘病記を書いている。ボクシングの元世界チャンピオンの竹原慎二さんは、闘病記『見落とされたがん』（双葉社、２０１７年）を上梓している。ほかにも俳優や芸人などが膀胱がんの闘病を公表している。最近ではフリーアナウンサーの小倉智昭さんが自身の闘病を語っている。竹原慎二さんと小倉智昭さんは膀胱全摘を受け、ハウトマン法で代用膀胱を作り、自力で尿を出している。

ぼくが本を読んで最も勉強になり、そしてショックを受けたことは、粘膜から筋層に浸潤していれば膀胱全摘になるという事実だった。こんな大事なことをなぜサト先生は言ってくれなかったのだろうか。サト先生に対する信頼感が揺らぐことはないけれど、納得できない気持ちがくすぶる。

もし自分が治療する立場だったら、膀胱がんの治療のポイントとして絶対に患者に説明していると思う。それを言わなかったのは、なぜだろう。患者であるぼくが医者だから、いずれ自分で調べて知ることになると思ったのかもしれない。あるいは、将来に膀胱全摘の可能性が出てきたら、そのときに話せばいいというのがサト先生の流儀なのかもしれない。

それとも、ほかにも理由があるかもしれない。ぼくとサト先生は医学部時代の同級生であり、友人関係である。患者と医師としての人間関係が近すぎる。近すぎて、「悪い」話はしにくかったのかもしれない。ぼくの本心としては、ぼくを普通の患者として扱ってほしい。ステージ1でもぼくはがん患者で不安を抱いて毎日を過ごしている。一番知りたいのはベテランの医師が語ることのできる生きた情報である。コミュニケーションは医師と患者の人間関係の基本なのだから、もう少し時間をとって話をしてほしかったなと少し残念な気持ちが残った。


前述のように、1月28日に造影CTで遠隔転移の有無の検査を受け、肺・肝臓・周囲リンパ節には転移はなかった。ぼくはそれを聞いてうれしかったが、「まあ、そうだろう」とも思った。原発巣はサト先生の話ではまだ初期の状態にあるようなので、まさか遠隔転移はしていないだろうというのがぼくの予測だった。だから飛び上がって喜ぶというほどではなかった。ただ、ほっとしたことはまちがいない。

問題は手術後の病理検査ということになる。がん細胞の異型度（悪性度）や進展の状態がどうなっているかが、今後の経過を決める。筋層まで浸潤していれば人生が変わってしまう。早く切除して、この忌まわしいがんから解放されたい。早く手術日が来てほしい。

## 手術までが長い

1月8日に膀胱がんの診断がついて、手術日は2月18日。患者からするとこれは長い。がんを抱えたままで1か月以上過ごすというのは不安でしかない。小児がんの治療ではこういうことは絶対にない。緊急で画像検査を組み、手術予定を組み替えて手術を入れて、間を空けずに抗がん剤治療を始めてしまう。

しかしよく考えてみれば、成人の外科系診療科は、治療している患者の大半ががん患者なので、すべての患者が平等で順番に手術をしていくということになるのだろう。したがって、手術室が空くのが一番早くて2月18日ということだ。頭では分かっているが、これだけ待たされるのはきつい。待っている間にがん細胞が筋層に浸潤してしまったらどうするのか。

内心は動揺していたが、クリニックでは平静を装った。看護師のAさんを院長室に呼び、これまでの検査結果を説明した。ただし、筋層に浸潤していたら膀胱全摘になるという話はしなかった。Aさんに話しておけば、あとは彼女がみんなに伝えてくれるはずだ。

診療も通常通り行った。というか、診療に集中すると自分の病気のことを忘れることができる。この冬はあまりインフルエンザが流行せず、1月としては患者が少なかった。混雑している日はいいのだが、患者が途切れがちになる日は、院長室で次の患者が来るまで休む。休んでいると、あれこれ考えてしまう。何かをやっている方がいいようだ。

ぼくは診療の合間に本を書くことがある。2008年から1～2年に1冊、本を出していた。ぼくが膀胱がんの診断を受けたとき、ちょうど、在宅で人工呼吸器を付けた重度障害児の家庭を訪問していた。前年の秋から始まった取材は、2年間くらい継続する心づもりだった。家庭訪問が軌道に乗り始めたときに自分が病気になってしまい、この取材を継続するかいったん白紙にするか、かなり迷った。

がんといっても痛みがあるわけでもなし、血尿もあれきり出ていない。家庭訪問に行こうと思えば行ける。約束をドタキャンする可能性はないだろう。ならば、行った方がいい。休診日に自宅にこもっていると気が滅入るし、がんを理由に執筆活動を停止してしまうと、心にダメージが来るような気がする。がんになって何かができなくなったとは思いたくなかった。

同じ理由で、2月1日には東京に出かけた。映画『風は生きよという』（宍戸大裕監督）の試写会に参加するためである。映画を鑑賞し、公開シンポジウムに参加した。障害者運動に関わっている顔馴染みの人たちも何人かいて、その人を通じてさらに何人もの人を紹介してもらった。疲れたが、自分の体がちゃんと動くことがうれしかった。がん患者ではあるけれど、いつもと同じように行動できることに安堵した。

翌週には大学病院の脳神経外科を受診した。定期的に大学病院を受診して解離性脳動脈瘤の状態をＭＲＩでチェックしている。

主治医のＫ先生には「いや、困りました。実は膀胱がんになりました」と言うと、さすがに先生は「え！」と驚きの声を出した。

「手術はどこでやるんですか？」

「千葉医療センターです。手術よりも麻酔が心配なんです。ストレスがかかって動脈瘤に悪影響とかないでしょうか？」

「それは大丈夫でしょう。術前に麻酔科の先生によく動脈瘤の説明をしておいてください。それから今日撮影したＭＲＩですが、動脈瘤は変化していません。大丈夫です」

「脳に転移はありませんね？」

「あ、そういう目で見なかった……ええと、大丈夫です」

膀胱がんはまれに脳に転移することがある。千葉医療センターでは術前画像検査で脳のチェックをしていなかったので、ついでと言っては何だが脳外科の診察で脳転移がないことが確認できたのはよかった。

「では、松永先生、無事に手術を終えてください。次回の診察でまたお会いしましょう」

K先生がそう言って送り出してくれた。


脳外科のK先生には、当然のことながら膀胱がんの話をした。ところが、ぼくはそれ以外の人にはほとんど膀胱がんの話をしていなかった。最も話したくなかった相手は両親である。理由は複雑で簡単に述べることはできない。

このとき、父は79歳で母は78歳だった。夫婦だけで東京に住んでいた。二人ともかなり体が弱っていた。特に父親がそうだった。父は厳しい人生を生きてきた人だった。10歳のときに不慮の事故で父親を亡くし、五人きょうだいの長男として、小学生のころから働いていた。本人は高卒と言っているが、その学校名を聞いたことがない。おそらく中卒なのであろう。

サラリーマンを経験したことはほとんどなく、水商売を含めて自営業で生き延びてきた人だ。ぼくが幼少時の頃から毎日泥酔するまで酒を飲み、起床は遅く、家族揃って朝食を食べるのは年に1回、元日だけだった。

79歳になった父は認知症が徐々に進み、またアルコールの飲み方も普通ではなくなってきていた。78歳の母は若い頃からC型肝炎があり、肝機能が徐々に低下していた。このときは認知症ではなかったが、父の介護が毎日の生活のすべてで、心の中は不安だけでいっぱいだったように見えた。

ぼくはそういう両親とうまくコミュニケーションが取れなかった。以前に一度、東京の自宅を引き払って千葉に来ないかと誘ったことがあったが、東京には友だちがいるので離れたくないと断られた。以前は年に2~3回東京の両親に会いに行っていたが、徐々に疎遠になっていった。その理由は、父親の認知症とアルコール依存のためだった。

父は酔うと（いつも酔っているが）、ぼくの家へ電話をかけてくるが、何を言っているかよく分からなかった。ただ理由もなく怒っていることが多かった。会話が成り立たないので、ぼくが会話をしようとしなくなると、今度はそのことに対して母が気分を害しているようだった。

ぼくは父親を尊敬している……というとちょっと違うような気もするが、父には父であってほしかった。威厳のある人でいてほしかったし、高学歴でなくてもくだらないことには関心を示さないプライドのある人でいてほしかった。実際父は読書家だったし、テレビでバラエティー番組などは観たことがなかった。だが、そういう思いは打ち砕かれつつあった。昼夜なく、アルコールを飲み続ける父を見るのはつらかった。

両親には膀胱がんのことは伝えられない。ぼくはそう思った。世代的にもがん＝死と思っている人たちである。ステージのことを説明して分かってもらえない。たぶん心配するだろう。心配はかけたくない。それと同時にがんと知らせれば、過干渉してくることも想像できた。それもイヤだった。

そんなときに父が入院したと、弟から電話があった。認知症の状態から軽い誤嚥《ごえん》性肺炎になったらしい。やはり両親には伝えなくてよかった。その代わりと言っては変だが、弟には「オレ、膀胱がんになった」と伝えた。弟は驚いていたが、いろいろ質問される前に「完治する予定だから大丈夫」と先に言った。この日の夜には、兄にもＦａｃｅｂｏｏｋのメッセージで膀胱がんのことを伝えた。

結局、父はこのあとどんどん認知症が進み、体力が低下していく。父の人生の最終段階で親子の会話はなかった。ぼくの親戚の中には、ぼくと父の仲が悪かったと思っている人がいるようだ。しかし、人間関係というのはそんな単純なものではない。

ぼくが千葉大学医学部に合格したとき、誰よりも喜んでくれたのは父だった。父は、嬉しさのあまり1週間外泊して酒を飲んでいた。1週間後に父が帰宅し、ぼくは無言で父とガッチリ握手をした。あのときの手の「熱さ」が忘れられない。

体調がすぐれない母からは、ときどき採血の検査結果の読み方を教えてほしいと電話があった。目も相当悪かったようで、数値をちゃんと読み上げることができなかった。ぼくは母に自分の病気のことを伝えるのは控えた。

あとで知った話だが、母は弟からぼくが膀胱がんに罹ったことを聞いていたらしい。しかし、母がそのことでうちに電話をかけてきたりしたことはなかった。若くて元気な頃だったら、うるさいくらいにぼくの体調を尋ねてきたはずだ。自分自身の体力が低下し、ぼくにかける言葉が残っていなかったのかもしれない。

両親の最後の日々は、ぼくの膀胱がんの闘病の時期と重なっている。膀胱がんの闘病は一筋縄ではいかないので、ぼくはこのあとも悩みを深くしていく。だから結果として、両親にがんの話をしなくてよかったと思っている。晩年に心労を一つ増やすのは親不孝でしかないだろう。

心配をかけたくないという理由で、がんの話をしなかった人がほかにもいる。それはぼくのビジネスパートナーである門前薬局さんである。もし、ぼくが膀胱全摘をするとか、遠隔転移のために抗がん剤治療をするとなれば、事情を説明しただろう。しかしこの時点ではステージ1の状態にあり、手術で一件落着になる可能性もあった。親しい人であるからこそ、心配はかけたくない。

結局、がんを公表した相手は適度に距離のある友人・知人の数人だった。仲は良いが、会うのは年に数回という人たちである。たとえば、ぼくの恩師である東大小児外科の元教授とか、一緒に本を作っている編集者とかである。それから親しく付き合っている二人の開業医仲間には話した。みんな一様に驚いていたが、ぼくがあっけらかんと「転んでもタダでは起きませんよ。闘病記でも書いてやる」などと言っていたので、あまり深刻なムードにはならなかった。

闘病記と言えば、本を読んでいると、入院中にお見舞いに友人たちがやってくる場面がよく書かれている。あれはちょっと理解できない。そんなに大勢の見舞客が来るということは、入院したことをみんなにお知らせしているのだろうか。ぼくはそんなつもりは全然ない。みんなに気づかれないようにそっと入院し、手術を終えて、そっと退院したい。

入院中は退屈だから見舞客はありがたいという記述も読んだことがあるが、それはどうなんだろうか。パジャマ姿で髪の毛ボサボサで、そんな自分の姿を他人に見られたくない。別にぼくは普段オシャレな人間ではないが、だらしない姿を人に見せるのはイヤだ。そういうところは見栄を張りたい。


前にも書いたが、二人の子どもにはがんの話は絶対にできない。この病気が完治したなと思えるときまで、話すことはないだろう。そしてちょうどこの時期、長女は大学の二次試験を控えていて、次女は中学校に合格したばかりだった。子どもたちは新しい世界へ進もうとしている。自分が挫《くじ》けるわけにはいかない。子どもたちのためにも生き延びなければならない。

入院の日が徐々に近づいてくる。次の週末には入院に必要な身の回りのものを一式揃えないといけない。とにかく早く終わってほしい。そして悪夢から解放されたい。

この日もぼくは寝室で二人の子どもの顔を見たあと、手を合わせて祈った。

# 入院の日

入院の前日、クリニックを休診にして自宅でゆっくりした。入院生活に必要な一式は妻が全部揃えてボストンバッグに詰めてくれた。内服薬だけは自分で用意しなければならない。入院が長引く可能性も考えて1週間分の薬を容器に入れた。53歳にしてはずいぶんいろいろな薬を飲んでいる。

オルメテック（降圧剤・アンジオテンシン受容体のサブタイプAT1受容体の拮抗薬）

テノーミン（降圧剤・β遮断薬）

リボトリール（抗てんかん薬）

ドグマチール（抗うつ剤）

こうして薬を眺めているだけでこれまでの人生が見えてくる。最初に常用するようになったのはドグマチールだ。30歳を過ぎた頃、対人関係でものすごく悩んだ時期があった。食事が文字通り喉を通らなくなり体重が減った。

仕事が激務だったので、医療機関を受診する暇はなく、自分でドグマチールとメイラックス（抗不安薬）を手に入れて飲んだ。飲んだ瞬間に心が軽くなり、気合いも回復した。メイラックスは依存性があるので、早期にやめた。ドグマチールも一時やめていたが、やはり飲んでいる方がメンタルが安定すると分かった。2003年（41歳）からおよそ12年間、毎晩1錠ドグマチールを内服している。

リボトリールは、かなり複雑な経過を経て飲むようになった。簡単に説明すると47歳の頃、左肩の痛みに悩まされた。しだいに左腕がしびれるようになった。整形外科医の診断は頸部椎間板ヘルニアだった。しかし腕のしびれは日々悪化し、やがて両腕・両下肢もしびれるようになった。1年以上この症状が続き、さすがに椎間板ヘルニアというのは誤診ではないかと思うようになった。

大学病院の脳神経内科を受診したところ、「理由は分からない」と言われた。それはいいことだ。脳神経内科の病気であると診断されたら、それは神経難病である可能性が高い。診断がつかないということは、神経難病ではない。そして脳神経内科の医師は「リボトリールを飲んでみませんか？」と提案してきた。その夜、1錠を内服したら1年間のしびれが一発で消えた。それ以来4年以上毎日内服している。

オルメテックとテノーミンは持病の解離性脳動脈瘤の対策である。この病気の経過については今までいろいろな所で述べているので詳しくは書かない。40歳のとき、解離性脳動脈瘤で大学病院へ緊急搬送されたが、幸い未破裂の状態だった。つまりくも膜下出血には至っていなかった。ただし、動脈瘤の位置が悪く治療はできなかった。過重労働を避けるために44歳で大学病院を辞めるのだが、何よりも血圧を上昇させないことが大事だった。

そこで脳外科の教授の指示によって、24時間血圧を連続測定した。マンシェットを左腕に巻き、30分ごとに自動的に血圧を測って記録を取った。すると一日の中でかなり血圧の変動があることが分かった。普段の血圧は130／90くらいであるが、カンファランスで激論を交わしているときとか、学生に講義をしている最中は、血圧が15から20上昇することが分かった。

つまり日常の中で何かストレスが加わると血圧が上昇する。当たり前と言えばそれまでだが、それが数値化された意味は大きかった。脳神経外科と循環器内科で連携を取りながら、いくつかの降圧剤を試し、最終的にこの2剤に落ち着いた。薬を飲むことで、血圧は115／75くらいに下がった。低めに安定させておけば、くも膜下出血を回避できる可能性が高くなる。

薬を容器に収めるとあとは病院に持っていく本を選ぶことだけである。少し迷って『我が子、葦船に乗せて』（河口栄二、新潮社、1982年）の1冊にした。この本は、知的障害児である我が子を殺《あや》めた母親の心理を描いた稀有な書だ。特別、入院中にこの本が読みたかったということではなく、書斎に積んである本のうちこの本が読む順番になっていたからだ。

この日の夜は、ブログに〈自由とは何か〉というタイトルで少し抽象的なことを書いた。ぼくが大学病院で働いていたときに見てきた小児がんの家族にはいろいろな人がいた。自分の子どもが進行したがんになっていても他者に優しくできる母親がいた。

そういう優しさを出せるか否かは、その人の人間性にもよるが、人が自由に自分の意思決定をしているという証だとぼくには思えた。がんと闘病する家族はさまざまな不自由を強いられるが、心のあり方は基本的に自由なはずである。そういう自由という価値観は尊いと思って、このブログを書いたのだった。

2015年2月17日、朝8時にタクシーを呼んで千葉医療センターへ向かった。エレベーターで4階西病棟へ向かう。ナースステーションで書類の手続きや身長・体重のチェックをし、病棟内の患者のための共用スペースを若い女性看護師さんに案内してもらう。廊下は広く、清掃が行き届いていて清潔感がある。どこでどういうふうに情報が伝わっているのか「小児科の先生なんですよね?」などと聞かれる。

個室に案内されると、そこは20畳くらいのかなり広い部屋だった。部屋の隅にベッドがあり、病室の大部分はテーブルとソファーというつくりだった。見舞客がくつろぐための個室に見える。もちろんトイレとシャワーが付いているが、ユニットバスという感じで、部屋が広いわりに、バス・トイレは狭い。大型の冷蔵庫や箪笥《たんす》もあった。

カーテンを開いて窓から下を見渡すと、病院の広大な敷地と、病院に隣接する学校が見えた。子どもたちは制服を着ているので中学校のようだ。音は完全に遮断されているので、校庭の生徒たちの賑わいは音として伝わってこない。病室の中はほとんど無音である。空調の音がわずかに聞こえるだけだった。

スウェットの上下に着替える。最初にやることは買い物だ。2階まで降りて、入院のための生活用品を売っているコンビニに入る。まずは水だ。500ミリリットルのペットボトルを買い、さらに病院から指示された平型オムツとT字帯（ふんどしのような形の下着）を購入する。さらに前開きの浴衣をレンタル契約する。

荷物を抱えて病室に戻った。ベッドの脇にはテレビが備えられているが、ぼくは普段からテレビを見る習慣がないので、どの時間にどんな番組をやっているのか皆目見当がつかない。スマートフォンでネットを見ないわけではないが、画面が小さいので老眼にはきつい。新聞の最新のニュースを読むと、もうやることがない。さて、どうするかと思っていると看護師さんがやってきて、これから麻酔科の先生から話があるという。ぼくは3階にある手術室に隣接した麻酔科控室へ向かった。

部屋では麻酔科の先生が待っていた。そしてその隣には半袖白衣姿の若者が一人いる。ぼくら三人はテーブルを囲んで椅子に座った。

「いやあ、松永先生、麻酔科まで来ていただきありがとうございます」

「いえ、大変お久しぶりです」

実はこの麻酔科のコウ先生も医学部の同級生だ。彼とは卒業してから初めて会うので28年ぶりということになる。ところが全然学生の頃と変わっていない。医学生のときも悠然とした佇《たたず》まいがあって、大人っぽい雰囲気があったなと思い出した。

「では、さっそく全身麻酔について説明していきます、って、先生に説明する必要ないですよね？」

「まあ、だいたい分かっていますけど、お願いします」

ぼくは研修医の頃、麻酔科研修を6か月行って、大人に対して約100例、子どもに対しても約100例、合計およそ200例全身麻酔をかけた経験があった。また、小児外科に戻っても小児の内視鏡検査には全身麻酔が必須なので、小児麻酔だけでもトータルで約200例の経験があった。

「それでは」と言って、コウ先生は麻酔の説明用紙を取り出した。話し始めるとコウ先生は急に早口になり、あっという間に説明を終わらせてしまった。説明は儀式という感じだった。

「ところで松永先生、こちらの方は救急救命士です。今、うちの病院に研修に来ています。研修の一番の目的は気管内挿管（口を開けて声門から気管の中に管を入れること）の技術の習得なんです」

うっ。イヤな予感がする。

「そこでお願いなんですが、松永先生に麻酔をかけたあと、気管内挿管を彼にやらせていただきたいのですが、いかがでしょうか？」

うーん。それは悩む。

「無理そうだったら、すぐに私に変わります。決して危ないようなことはしませんから、研修の一環としていかがでしょうか？」

本当に悩む。この業界には「ベカンテ」というドイツ語の隠語があって、「知人」「大事な人」に対しては特別待遇をすることがある。別にぼくは「ベカンテ」として扱われたかったわけではないが、まさか練習台にされるとは露ほども思っていなかった。

はっきり言ってイヤである。でも、イヤと言ったらコウ先生のご機嫌を損ねるような気もする。もうちょっと安心できるような言葉を言ってほしいと思ってコウ先生の顔を見るが、先生は「どちらでもいいですよ」と言ってあらぬ方を見ている。

困った。どうしよう。救急救命士が腕を上げれば、それで助かる命が増えるかもしれない。そうしたら、ぼくは医療に貢献したことになる。でも、ぼくが断ったところで、この人はほかの患者さんを練習台にしてきっとうまくなるはずだ。つまりぼくでなくてもいい。

でも、よく考えてみると、ぼくだって研修医のときに、たくさんの患者さんに挿管させていただいて腕を上げたのだ。だったら恩返ししないといけないのではないだろうか。

「はい、いいですよ。どうぞ、挿管してください」

ぼくがそう言うと、若い彼は立ち上がって「ありがとうございます!」と頭を下げた。

病室に戻るとぼくはぐったりしてしまった。明日の手術を控えて少しナーバスになっているところに、気管内挿管の練習を申し込まれるというのは精神的にけっこうきつい。だけど、事前にそういうことをちゃんと患者に伝えるのが、今の時代のインフォームド・コンセントなんだろう。

結局、手術前日は、まったく時間を持て余した。これだったら当日入院、当日手術でもよかったのではないだろうか。あるいは前日の夕方入院でもよかったような気がする。ぼくは性格的に「何もしない」ということができない。病院の中を探検に出かけたが、小さな図書室を覗くと、あとはもうやることがなかった。

午後2時頃、そんなタイミングで女性の看護師さんがやってきた。バイタルチェックである。体温を測り、血圧を確認し、小型のパルスオキシメーターで酸素飽和度と脈拍をチェックする。今の時代は記録もデジタルである。看護師さんは台車にノートパソコンを乗せてやって来ており、ぼくのバイタルの測定値をパソコンに入力していく。

看護師さんに促されて、ぼくは自宅で書いてきた手術承諾書と輸血同意書、特別室使用申請書を手渡す。輸血になる可能性はほとんどないはずだが、ぼくは事前に輸血説明書をもらっていた。その説明書には6ページにわたってかなり細かいことまで書かれていたが、サト先生からは特に口頭で説明はなかった。さすがに同業者に輸血の説明は不要と思ったのだろう。

看護師さんからはクリニカルパスが印刷された1枚の紙をもらった。これは患者の立場からすると実にありがたい。クリニカルパスとは、要は医療のスケジュール表だ。先々にどういう医療手順があるのかが書かれているので、入院生活の全体像を把握することができる。またこれは医療をする側にもメリットがある。それは、何か必要な医療行為が抜けてしまったり、順番を間違ったりすることを防ぐことができるのだ。

ぼくが大学で働いていたときに、定型的な手術に関して各科でクリニカルパスを作成するように病院のトップからお達しがあった。ところがパスの作成は全然進まず、結局ぼくが大学を辞めるときまで小児外科にはパスはなかった。おそらくあのとき、うちの医局は教授をはじめとして誰もパスの重要性を理解していなかったのだろう。

看護師さんとは、必要なこと以外は何も喋らなかったが、こうして人が来てくれるだけでありがたい。人恋しいという面もあるが、やはり看護師さんは患者にとって安らぎをもたらす人である。

なので、バイタルチェックが終わって看護師さんがいなくなると、途端にやることがなくなり寂しくなる。静まり返った病室は何とも虚しい。一人でこの部屋は広すぎたのかもしれない。夕方にサト先生が若い先生を引き連れて回診にやって来たときも、「この部屋を使う患者はふつうはいないんだ。すごい広いね」と笑っていた。

食事も孤食なので、おいしくない。晩酌がないので、夜はさらに寂しい。21時からテレビでニュース番組をハシゴしているうちに23時を過ぎた。全然眠気がこない。看護師さんにお願いして入眠剤をもらい、眠りの中に入っていった。

後日談をここで書いておく。先述の救急救命士さんからは、手術が終わって数か月後に、電子メールで長文のお礼をもらった。残念ながら挿管に失敗し、コウ先生に代わってもらったそうだ。少し専門的なことを言うと、喉頭を展開できなくて声門すら確認できなかったそうだ。

さらに後日談を書くと、このときの挿管はコウ先生でも難しかったらしい。つまりぼくは挿管困難患者としてカルテに要注意者として記載されているのだった。このことはかなりあとになって、数年してから聞かされた。確かにぼくはちょっと猪首《いくび》で、立憲民主党の枝野幸男さんのような体型をしている。頭をのけ反らせて大きく口を開けても声門が見えないのだろう。これはちょっと怖い。交通事故にでも遭って、救急病院に運び込まれて手術になったりしたら、挿管に失敗する可能性もある。日本プロレス界の父・力道山は挿管ができなくて亡くなったことは、この業界ではよく知られていることだ。

翌朝、洗顔を済ませると看護師さんがやって来た。ぼくはスウェットの上下を脱いで、浴衣のような前開きの手術着に着替えた。また血栓予防のための弾性ストッキングを履く。これがけっこうきつい。着替えると、看護師さんはぼくの右手首に点滴を入れた。本当は左手の前腕に入れてほしかったのだが、見える血管がぼくの場合そこにしかなかった。点滴が入ると一気に体の自由が利かなくなる。そのタイミングで妻が病室に現れた。

前にも言ったように妻は手術室の看護師だったので、こういうときに本当に頼りになる。そばにいてくれるだけで、ものすごく安心できる。妻が堂々と落ち着いているので、こっちも落ち着くことができる。地獄に仏という感じである。

いよいよ時間になった。昔は麻酔前投薬というものを使った。心を落ち着かせるために安定剤などを注射するのだ。しかし今はもう行われない。患者が眠くなってしまうと本人確認ができなくなるからだ。

点滴台をガラガラと押しながら廊下を歩く。手術室専用のエレベーターで3階へ移動。手術室の扉が開いて中のホールに入る。ここで妻とはお別れ。ぼくは彼女の手を握った。さらにもう一つの扉が開くと、数人の手術室看護師さんがスーっと寄ってくる。そして満面の笑みで「おはようございます！　お名前をフルネームでお願いします」と声をかけてくる。その明るさに緊張感がほぐれる。

ぼくは手術台まで導かれて、その上に横たわった。コウ先生がすでにスタンバイしていて、さっそく心電図や酸素飽和度モニターをてきぱきと付けていく。

「おはよう！」と声がかかって、サト先生も姿を現した。

「どう？　よく眠れた？」

「まあまあです。今日はよろしくお願いします」

サト先生は目尻のシワをさらに深くして笑顔でうなずいた。コウ先生が声をかけてくる。

「じゃあ、先生、始めますよ。すぐに眠くなりますよ」

コウ先生が点滴の途中から注射液を注入する。白い液体だ。これはプロポフォールという麻酔導入薬だろう。白い液体が点滴のルートの中を進んでくる。手首に薬液が入った瞬間、ズキっと痛みが走った。同時に意識が消えた。

# 第二章

# 痛みと合併症の日々

## 術後に刺すような腹痛

ぼくの名前を呼ぶ声がする。くり返し何度も呼ばれているうちに、少しだけ目が開いた。そのとき認識できたことは三つだった。妻の顔が見えること。尿道に強烈な異物感があること。左上腹部に刺すような痛みがあること。ぼくは「痛い、痛い……」と言いながら、また意識を失った。

次に目を開けたとき、頭はクリアだった。自分は病室のベッドの上にいる。妻がベッドサイドの椅子に少しだけ心配そうな表情で座っていた。

「ああ、終わったんだね」

ぼくは声を出した。声がかすれていないこと、喉に痛みがないことに安堵した。麻酔が終了するとき、患者は気管内に挿管されたままの状態で麻酔薬を切られて名前を呼ばれる。自発呼吸が十分に回復するまでそんな状態に置かれる。だから患者によっては気管内チューブが苦しくて暴れたりすることもある。そういう状態になったらイヤだなと思っていたが、どうやらぼくが意識を回復したのは病室に戻ってからだった。コウ先生が上手な麻酔をかけてくれたのだと分かった。

妻は「どう、大丈夫？　さっきは痛いって言っていたけど」と身を乗り出してきた。

そう聞かれると確かに痛い。尿道には膀胱バルーンが入っていて違和感がすごい。尿を自動的にバッグへ出すようになっている。右手首の点滴だけで動きが不自由になっているのに、膀胱バルーンまで入ると、もう完全にベッドに縛り付けられているのと同じだ。

そしてやはり左の上腹部、肋骨の下のあたりに鋭い痛みがある。なんでこんな所が痛いのだろう。手術した場所とはまったく関係がない。ぼくは右手で上腹部をさすった。

「お腹が痛くて。刺すように痛いんだ」

「どうする？　看護師さん、呼ぶ？」

「いや、もう少しがまんしてみる。でもなんだろう、この痛みは」

時刻を確認すると、正午近くになっていた。子どもたちの昼食の準備をしなくてはならない。ぼくは「とりあえずは大丈夫だから帰っていいよ。あとはケータイで連絡するね」と言った。妻は、ナースコールのコードをベッドの柵に巻き付け、いつでも押せるようにしてくれた。そしてベッドのリクライニングのコントローラーも手の届くところに固定してくれた。スマートフォンは充電コードに挿した状態で枕元に置いてくれた。

妻は「じゃあ、また明日来るから、何かあったら連絡して」と言って病室をあとにした。

一人になると本当にやることが何もない。テレビを見る気も起きないし、スマートフォンをいじる元気もない。ただ、左の上腹部がズキズキと痛む。ベッドに拘束されて天井をただ見上げているだけでも十分つらいのに、腹の痛みは本当に耐えがたい。寝返りを打ちたいが、膀胱バルーンが気になって体をひねるのが怖い。同じ姿勢でいると徐々に腰が痛くなってくるので、少しずつ体を右へ左へと傾けてみる。膀胱バルーンにつないだ排尿の管はそれなりの長さを確保しているようで、尿道に異物感はあるものの、体動に伴う痛みはなかった。

正午に看護師さんがバイタルチェックにやってきた。体温・脈拍・血圧を測定していく。「痛みはどうですか?」と聞くので、「左の上腹部ががまんできないくらい痛いです」と答えると、少し困ったような表情になった。

「がまんができない、ですか?」

「錐《きり》で刺されているようです。痛み止め、使ってもらえます?」

看護師さんは「分かりました」と返事して、いったん部屋を出ると注射器を持って戻ってきた。

注射の中身は尋ねなかったが、おそらくソセゴン（非麻薬性の鎮痛薬）とアタラックスＰ（抗アレルギー性精神安定剤）であろう。痛み止めの定番である。点滴の途中から注射を打ってもらうと、ピリピリした心がほぐれていく感じになる。腹痛が少しずつ和らいでいき、何か気持ちがホコホコしてくる。これは間違いなくソセゴンだ。そう思っているうちに眠ってしまった。

気がつくと部屋の中が薄暗くなっていた。電灯のスイッチには手が届かない。こんなことでナースコールを押すのは迷惑だろう。どうしようと思っていると、部屋のドアが開き、サト先生ら泌尿器科の先生たち三人が入ってきた。サト先生は電灯のスイッチを入れるとニコニコしながら口を開いた。

「手術は予定通り無事に済みましたから。腫瘍はしっかりと切除して、病理に出してありま

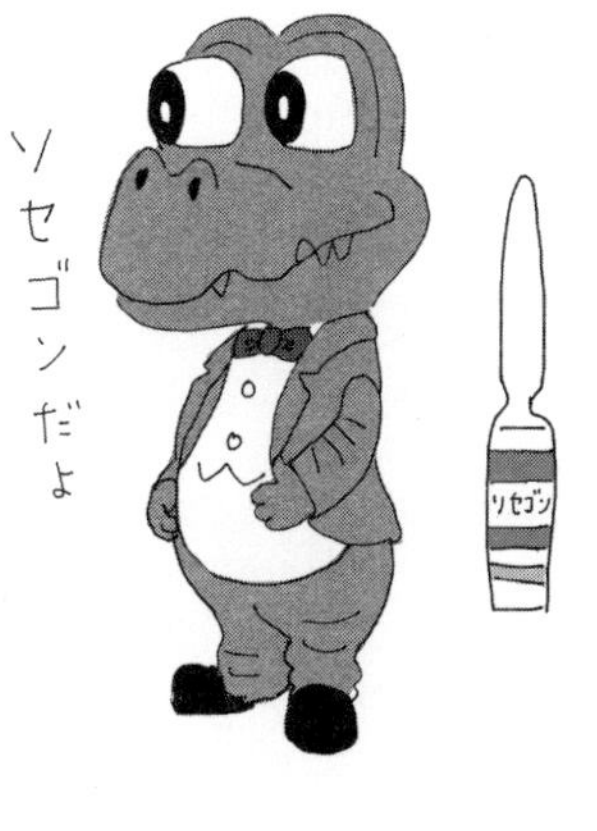

す」

「先生、ありがとうございます」

ぼくは寝たままうなずくような姿勢で頭を下げた。

「それから腹が痛いんだって？　どのへん？」

「それが、左の上腹部なんです。刺すように痛いんです」

「……それは、腫瘍が左の尿管口の近くにあったから、電気メスで焼いたときに尿管口周囲の粘膜が浮腫《ふしゅ》になっているのかもしれない」

「ということは水腎症（腎臓に尿が溜まっている状態）ですか？」

「おそらくそうでしょう。一過性だけどね。浮腫《むく》みが引けば尿の流れがよくなるけど、今は腎盂に尿が溜まっているのでしょう」

「背中じゃないですよね。前の方が痛いんです」

腎臓は背中側にあるので、そう聞いた。

「いや、水腎症で腹痛が起きることはあるよ。今晩、眠れなかったらもう1回痛み止めを使おう」

「サト先生、膀胱バルーンはいつ抜けますか？」

「明日の朝の回診で抜きます。どう？　痛み、ある？」

「異物感がすごくて。明日、バルーンを抜いたらそのまま退院させてもらっていいですか？」

「いや、予定通り、もう1日経過を見ましょう」

わがままを言ってみたが、それは通らなかった。その日の夜、2回目の鎮痛剤を打ってもらって眠りに落ちた。


翌朝、早い時刻にサト先生たちが再び病室に現れた。

「じゃあ、バルーンを抜きましょう。抜いたあとは、尿をコップに採ってください。そして看護師に尿の色をチェックしてもらってください。まれに血尿が続くことがあるから。出血が止まっていれば、明日、退院です」

若い先生がベッドサイドに来て、バルーン内の水を注射器で抜いて、膀胱内にあるはずの風船を萎ませた。そしてズルッとバルーンカテーテルを引き抜く。油断していたらズキっと尿道に激痛が走った。バルーンを抜くのがこんなに痛いとは知らなかった。ぼくは涙目になった。

「サト先生、今日も腹が痛いんです。この先、どうしましょう？」

「退院処方で、ボルタレン座薬を出しておくよ。それと、あとで超音波をやってみよう。これから外来があるから午後になっちゃうと思うけど、あとで呼ぶから。それから午前の抗生剤が終わったら点滴も抜くね」

これでようやく、自由の身になれる。たった24時間だったがベッド上に拘束されているのは本当につらかった。点滴も抜去してもらうとゆっくりと立ち上がり、部屋の中央の応接セットに座り、持ち込んだ本を読んだ。なんて自由なんだと思った。

しばらくして尿意を感じたので、トイレで紙コップに排尿した。血尿ではないが、正常の透明でもない。ややレンガ色である。これくらいなら正常なのだろうか。それともまだ出血が続いているのだろうか？　ナースコールを押すとすぐに看護師さんが来てくれた。

「あ、大丈夫ですね。次もまたコップに採って呼んでくださいね」

そうか、これくらいなら正常範囲なのか。一安心したものの、やはり上腹部が痛い。昨日と痛みが変わっていない。お腹をさすりながらサト先生からの連絡をひたすら

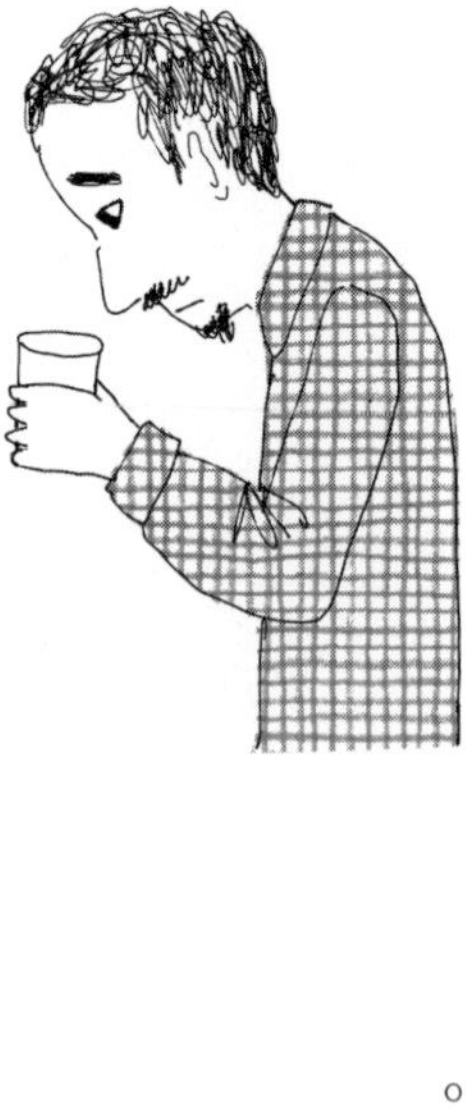

待った。

夕方になって看護師さんから泌尿器科の外来診察室へ行ってくださいと連絡が入った。エレベーターで2階まで降りて診察室へ入るとサト先生が待っていた。

「どうかな、痛みは？」

「変わらないですね」

「じゃあ、横になってみて。超音波で見てみよう」

先生がゼリーを塗ったプローブを左の脇腹に当てる。ぼくはサト先生と一緒にモニターに目をやった。腎臓が映し出される。腎盂がわずかに拡張している。軽い水腎症だ。

「もし痛みが続くのなら」とサト先生が手を止めた。

「腎ろうを入れるのも手だね」

腎ろうというのは、背中から針を刺し、針の中にガイドワイヤーを通し、ワイヤーに被《かぶ》せるようにチューブを腎盂内に留置して、腎盂に溜まった尿を体外へ出す方法だ。

「先生、こんな狭いスペースに入れられますかね？」

ぼくには疑問だった。ぼく自身、水腎症の子どもに何度も腎ろうを入れた経験がある。しかし子どもの水腎症は、先天性のため大きく腎盂が拡張しているので、針で捉えられないということはない。しかし、今モニターに映っているぼくの腎盂はせいぜい1センチくらいしか広がっていない。ここに針を刺せるとはとても思えない。

「大丈夫だよ。入れられるよ」

「……」

いや、サト先生はそう言うがちょっと信じられない。局所麻酔でやるのか、全身麻酔でやるのか分からないが、いざやってみると失敗に終わる可能性も十分にある。局所麻酔で腎ろうを入れるのは相当痛いはずだ。かといって、昨日全身麻酔をかけたのにまた全身麻酔を受けるのはイヤだ。結局ぼくは、もし腎ろうを入れるなら局所麻酔か全身麻酔か聞かなかった。

「先生、腎ろうを入れると、腰から排尿バッグをぶら下げたまま外来診療をするということですよね？　子どもの診療ってけっこう体を大きく動かすんです。のどを見るときに覗き込んだり、聴診のときに暴れる子を抑えたり……パンチやキックをもらうこともあります。腎ろうを入れた状態で診療するってちょっと想像ができません」

「そうか……じゃあ、ボルタレン座薬で痛みを抑えながら、水腎症が改善するのを待とうよ。1～2週間で良くなるんじゃないかな」

こうしてぼくは、座薬をもらって2月20日、金曜日に退院した。わずか3泊4日の入院だったけど、苦痛の毎日だった。患者ってこんなにつらい思いをしているとは全然思っていなかった。膀胱がんの切除が無事に終わって解放感を味わえるかと思ったが、腹痛が強くそういう気持ちにはならなかった。

週末を自宅で過ごしたが、痛みは一向に和らぐ気配がなかった。相変わらず刺すように左上腹部が痛い。一日中痛い。体がくの字になってしまう。耐えられなくなるとボルタレン座薬を入れるのだが、少し時間がたつとまた痛くなってくる。座薬は1日に3回までと決まっていたが、4回入れる日もあった。そして2月23日、月曜日から仕事に復帰した。スタッフのみんなが労《いたわ》りの声をかけてくれたのがうれしかった。

だが、仕事に復帰しても痛みは容赦なく襲ってくる。集中が途切れそうになるが、一生懸命親から話を聞き取って、子どもの診察をした。がまんできないと院長室に駆け込んで座薬を入れた。

サト先生が目安と言っていた2週間が過ぎたが腹痛は続いていた。痛みは人の心を蝕む。ぼくとしては診療を丁寧にやったつもりだが、行き帰りの車の運転ではいつもイライラしていた。青信号になっても発進しない先行車があるとクラクションを鳴らしたりもした。

そんな中でいいことが一つあった。長女が大学の合格通知をもらったのだ。受かるとは思っていたが、実際に決まってみるとうれしい。ただ、その大学は千葉から遠く離れたところにあり、学生寮に入寮することになっている。我が子が18歳で親元を離れていくのは何とも切ない。しかし彼女が自分で選んだ道だ。応援することが親にできる唯一のことである。そのためにも早く健康を取り戻したい。

## このままだと透析？

左上腹部の痛みは3週目に入った。相変わらず刺すように痛い。ボルタレン座薬を1日に3回は使わないと痛みをがまんできない。ここまで痛みが長びくと、仕事することがつらいし、仕事が終わっても自宅でくつろぐことができない。

一体いつまでこの痛みが続くのだろうかと考えると、心に余裕がなくなる。思い切って腎ろうを入れた方が、早く浮腫みが取れるのではないかとも考える。いや、でもやはりこの程度の水腎症に針を刺すのは無理だと考えが堂々巡りになる。

そのとき、「待てよ」とぼくは考え込んだ。こんなにたくさんボルタレンを使ってしまっていいのだろうか？　ボルタレンは腎臓に悪い。腎機能を悪化させるリスクがある。

腎臓の機能の指標になるのは、血液中のクレアチニンの値だ。正常の上限は、1・0。ぼくは自分の患者である子どもの採血の数値を数え切れないくらい見てきたが、0・8とか0・9の子もまずいない。普通は0・6以下である。

だがぼくは医学生時代に血尿とタンパク尿が出ていた時期があり、その影響なのか50歳を過ぎてから、クレアチニン値が1・0を超えるようになっていた。手術前に測った値は、1・32だった。今まで痛みから逃れることばかりを考えてボルタレンを大量に使ってきたが、これはまずいかもしれない。

ぼくはその日の診療を終えると、看護師のAさんに採血をお願いした。「ええ〜、私がやるんですかあ？」と泣き顔になるが、彼女以外に採血ができる看護師はうちにはいないことはAさんも分かっている。ぼくは「お願い」と言って血液を採ってもらった。

翌日の昼休みが終わると、検査センターの係の人が毎日の業務としてクリニックへやってきた。早速検査結果の伝票を受け取る。検査結果の一覧の中からクレアチニンの項目に視線を向ける。あった。2・08だ。これはまずい。

クレアチニンの値をもとに、糸球体濾過《ろか》率（GFR＝腎機能）を計算することができる。昔は24時間蓄尿して、尿と血液のクレアチニンから計算したが、今は血液のクレアチニンが分かればパソコンが推計値を計算してくれる。

ぼくは院長室のパソコンで「eGFR」と入力した。「e」は、estimated＝推算という意味だ。検索のトップに表示されたサイトを開くと、「年齢」「クレアチニン値」「性別」を入力できるようになっている。入力を済ませて「診断結果を見る」のボタンを押すと画面が変わる。

eGFRは90以上が正常だ。ぼくの値は27しかなかった。「腎機能：高度低下」と表示されている。これより一段階下がると「末期腎不全」である。つまりぼくは人工透析が必要な状態の手前まで腎機能が落ちていたのだ。これはなんとかしないとまずい。

まず、ボルタレン座薬をやめよう。痛みはがまんするしかない。それから腎臓を守る必要がある。そのためには食事療法だ。タンパク質を摂取すると腎臓に負担を与えるから低タンパク食が必要になる。減塩も重要だが、ぼくの場合は血圧が薬のおかげで高くないので、塩分制限はそれほどしなくてもいいかもしれない。

ぼくは帰宅すると、妻に「腎機能がちょっとまずいことになっている」と告げた。

「どうするの?」と妻が訊いてくる。

「食事からタンパク質を抜いてくれる?」

「抜くってどうやって? そんな食事をつくれって言われても、レシピがないと分かんないよ」

それはそうだなと思った。ぼくは書斎に入って、ネット書店で「腎臓病食」を検索した。たくさん出てくるが、どれがいいのか分からない。でもレシピは豊富な方がいいだろう。種類が少ないと続けられないかもしれない。そこで5冊の本を注文した。

ステーキとかハンバーグを食べないということは簡単なことである。しかし厄介なのは、ご飯に含まれているタンパク質である。これがけっこうなタンパク量になる。これも検索サイトで調べると、腎臓病の人のために低タンパクの米が販売されている。早速この米を1週間分注文する。

翌週から低タンパク食が始まった。思ったよりも美味しい。低タンパクのご飯もけっこうイケる。これならば続けられるかもしれない。ただ、妻の負担が大きい。自分たちの食事と低タンパクの食事の2種類をつくらなければならないのだから、2倍の手間である。

もし、これがうまくいけば、腎機能が回復してくるのではないか。そう思うと気合が上がってくる。しかしそれも束の間、また腹痛が襲ってくる。もう4週目に入ろうとしていた。

そこでぼくはアセトアミノフェンを内服することにした。この薬は小児の発熱・痛みに使われる薬で腎臓には負担が少ない。ただし、ボルタレンとは比較にならないくらい、鎮痛作用が弱い。しかしそこは仕方ない。

ぼくは毎日、1日に3回血圧を測っている。朝と仕事帰りと就寝前だ。それを手帳に記載している。この習慣は40歳で解離性脳動脈瘤になってからずっと続けている。ボルタレン座薬をやめてから痛みのコントロールが悪くなり、腹痛にウンウン唸る日が増えた。それと並行するように血圧が徐々に上がっていった。147/94という日もあった。なんだかすべてがうまくいかなくなっているような感じになってきた。

手術が終わって1か月が経った。この日、水曜日は休診日で、サト先生に診察してもらうことになっている。腹痛のことで頭が一杯だったが、今日は病理検査の結果を教えてもらう大事な日だ。妻を自宅に残して千葉医療センターへ車で向かった。

サト先生にとっては手術日だけど、ぼくのために手術の終わった夕方に診察をしてくれる。ただ、ぼくと同じように水曜日ではないと受診できない患者がいるようで、待合スペースには数人の高齢者が椅子に座っていた。しばらく待つと、ぼくは名前を呼ばれた。

「どうですか？　その後の調子は？」

サト先生は柔らかい笑顔で聞いてくる。

「いやあ、先生、あれからいろいろあって……」

ぼくは半分困った表情、半分不満な表情でこれまでの経緯を話し始めた。サト先生は少しキリッとした顔つきになって、ぼくをなだめた。

「さすがにもう4週なので、痛みは消える頃だと思うよ。クレアチニンの2・0は大丈夫だよ。それくらいの人はいくらでもいるよ」

「いくらでも」というのは、実は医者がよく使う言葉だ。しかしこの言葉は不正確で患者全体の中で1％なのか、5％なのか、10％なのか、適当と言えなくもない。

「先生、ぼくは今、低タンパク食を食べているんですけど……」

「いやあ、普通で大丈夫と思うよ」

「……」

ぼくは納得がいかなかった。腎不全になって透析にでもなったら、医者を続けられないかもしれない。週に3回透析を行うとするとクリニックの経営は立ちいかない。

「腎内科を受診する必要はないでしょうか？」

千葉医療センターには腎内科があった。

「うーん、まあ、様子を見ていいんじゃない？　粘膜の浮腫みが取れれば痛みもなくなるし、鎮痛剤も飲む必要がなくなるでしょう？」

ぼくは重ねて聞いた。

「そうすればクレアチニンは下がっていきますか？」

「下がるかどうか少し経過を見ないと分からないけど、２・０くらいだったら大丈夫だよ。もう少し高くても普通の生活してる人はいるよ」

一般の患者ならばサト先生の言葉に安心するのだろう。でもぼくはｅＧＦＲの値が大きく低下していることが心配でならなかった。このまま質問を重ねても話は前に進まない。納得がいかないならば、自分の意思で腎内科を受診するという選択肢もある。しばらくの間、診察室が静かになった。するとサト先生が沈黙を破った。

「ところで病理検査の結果なんだけど、腫瘍はがん細胞で間違いないけど、表在がんだったよ」

「ということは、筋層まで浸潤してないということですね？」

「そういうことです」

ほっとした。おそらく大丈夫だろうと思っていたが、こうして病理で確認できたのだから安心できる。サト先生がさらに続ける。

「それで今後のことなんだけど……膀胱がんというのは空間的、時間的に多発するんだよね。つまり再発の可能性がかなりあるということ。だから術後は3か月から6か月ごとに膀胱鏡でチェックしていく必要があるんだ」

それはぼくも医学書を読んで知っていた。だけど膀胱鏡のあの痛みにはとても耐えられない。主治医の治療方針に反するようなことを言うのは勇気が要るが、言わないわけにはいかなかった。

「先生、その膀胱鏡なんですけど、あれはどうしてもがまんできません。画像検査じゃダメなんですか？　造影CTとかMRIとか。超音波だって膀胱の中ならよく見えますよね？　小児の場合、副腎にある腫瘍を直径が20ミリあれば超音波で捉えられるんです。副腎は腸管の空気を被るから観察が難しいんですけど、それでも見えます」

ぼくは一気に話した。サト先生はちょっと渋い顔になった。気分を害したのかもしれない。

「画像検査だけじゃ、ダメ。やっぱり粘膜を直接見ないと。上皮内がんとかは分からないから」

そう、確かに筋層非浸潤がんの中にも「上皮内がん」といって、乳頭状に盛り上がらないがんがある。上皮内がんは粘膜を這うように広がり、手術で切除することは困難で、時間の経過とともにやがて筋層に浸潤していくことがある厄介なものだ。

「先生、それは分かるんですが、膀胱鏡はどうしても無理です。翌日の仕事にも差し支えがあります。前回のときも、翌日かなり血尿が出て痛みも相当ありました。画像検査でお願いできないでしょうか？」

「じゃあ、超音波で少し経過を追っていこうか」

サト先生があっさり折れてくれてぼくはホッとした。膀胱がんが再発しやすいのはどの医学書にも書いてあるが、自分はなぜか大丈夫なような気がする。根拠はないが、診断から入院後まで痛い思いを散々したので、もう神様はこれで許してくれるのではないかと思ったりしたのだ。

「それなら術後6か月の、8月5日に予約を入れておくから、その日に来てね」

その日の外来診察はそれで終わった。

帰宅してサト先生からもらった病理所見のコピーに目を通すと、手術がどういう方法で行われたかが初めて分かった。まず腫瘍の根本を電気メスで焼き切って腫瘍を摘出し、そのあと、腫瘍があった場所の筋層を薄く削り取っている。この筋層に腫瘍が浸潤していないかをチェックするわけだが、膀胱の筋層なんて生理食塩水で緊満した状態であれば10ミリもないかもしれない。膀胱に穴を開けないで数ミリだけ筋層を削ってくるのはさすがベテランの技術だと感心した。

そして大事なことがもう一点。腫瘍の異型度（悪性度）である。つまり正常の尿路上皮からどれくらい悪性に変化しているかである。レポートを見るとぼくの膀胱がんのグレードは、悪性度が高いタイプだった。ちょっとイヤな気持ちになった。

ぼくの腹痛はまだ続いていた。術後4週を過ぎてアセトアミノフェンを飲む頻度は少しずつ下がっていったが、腹痛のない日はなかった。低タンパク食も継続したが、しだいに料理の味に飽きがきた。特にお米の味は、製造会社さんには大変申し訳ないが、だんだんまずくて食べられなくなった。

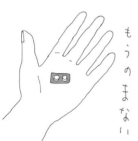

手術から6週目に入り、ようやく鎮痛剤が必要なくなった。1か月以上にわたって毎日、24時間、刺すような腹痛

があるというのは本当にきつい体験だった。痛みのない生活がこんなに幸せなんだと今更であるが心底感じた。

## 今度は頭痛がやってきた

2015年4月2日は、最後にアセトアミノフェンを飲んで6日目だった。朝早く目覚めつつある時刻に地鳴りのような重低音が頭の中で唸っていた。朦朧としながら覚醒すると頭の芯が殴られているように痛む。こんな痛みは経験したことがない。いや、13年前に40歳で解離性脳動脈瘤を発症したときの痛みに似ている。

寝室を出てゆっくりと階下に降りていく。居間に入るとすぐにソファーにどさりと座った。声を絞り出して台所にいる妻の名前を呼ぶ。

「どうしたの？」

「……頭が痛い。ヤバいやつかもしれない。血圧計、持ってきてくれる？」

妻は2階のぼくの書斎から自動血圧計を持って降りてきてくれた。それをすぐ左手首に巻く。ブーンと音を立ててカフが広がっていくが、なかなか止まらない。これは高血圧になっているかもしれない。

シューと空気が抜けてデジタルの数字が表示された。157／108。降圧剤を2剤も飲んでいるぼくとしては相当高い。

アセトアミノフェンかブルフェンを飲もうか。それとも脳神経外科の主治医K先生に処方してもらった片頭痛薬のイミグランを飲もうか？　だが、そういう種類の痛みではないような気がする。

「どうする？　千葉大に電話してみる？」

妻が震えるような声で聞いてくる。ことの重大性は十分に分かっている感じだった。

「今、何時？」

「6時30分だけど」

大学病院の朝は早い。この時間帯はギリギリ当直帯かもしれないが、7時までにはK先生は来ているはずだ。ぼくは妻にスマートフォンと着替え（といってもジャージだが）、そして保険証の入った財布を持ってきてもらい、まず、大学病院に電話を入れた。交換手が脳外科の当直医に電話を回してくれる。ぼくは、未破裂解離性脳動脈瘤でK先生に10年以上、大学病院でフォローを受けていること、今、尋常ではない頭痛があることを伝えた。

当直の先生は「分かりました。すぐ来てください。自力で来ますか？　救急車を呼びますか？」と尋ねてきた。自分で車を運転するのは不可能だ。妻は大学病院までの道順が分からない。ぼくにはそれを指示する自信がなかった。この時間だとタクシーをどうやって確保したらいいか分からない。ぼくは救急車を呼ぶことにした。

その間、妻は長女と次女を起こしたようだ。春休みなのが幸いした。妻が長女に朝食をどうしたらいいか、話している。

ぼくはのろのろと着替えを済ませ、スマートフォンと財布をポケットに入れてソファーに倒れ込んだ。しばらくするとサイレンの音が遠くから聞こえてくる。自宅近所になり音は止まった。ぼくは妻に支えられながら玄関から表に出た。ちょうど救急隊が到着したところだった。

自力で救急車に乗り込みストレッチャーに横たわる。妻も同乗した。ぼくが千葉大の脳外科にすでに連絡を取ったことを告げると、救急隊は大学病院に電話を入れた。確認が取れると救急車はサイレンを鳴らして出発した。

左腕に血圧計のマンシェットが巻かれる。右手人指し指には酸素飽和度モニターが付けられた。救急隊がバイタルをチェックしている。「血圧１６０／１１５！」という声が聞こえてくる。何度も「痛みますか？」と質問してくるが、これはぼくの意識レベルを確認しているのだろう。

普段は30分以上かかる大学病院に10分くらいで到着した。ストレッチャーに乗せられたまま脳外科の外来診察スペースへ向かう。すぐにぼくの顔を覗き込むK先生の顔が見えた。

「先生、大丈夫ですか？　かなり痛みます？　このままCT室へ行きましょう」

CTの目的は、くも膜下出血が起きているかどうかのチェックだ。CT室に入るとストレッチャーから検査台に移り、すぐに検査が始まった。ブーンと音がして台が動く。操作室ではモニターに画像が描出されているはずだ。あっという間にCTが終わると、K先生が声をかけてきた。

「先生、出血はしていないみたいです。今からMRIが撮れるか、確認しているところです」

そう言って先生はPHSに向かって何かを話している。

「よし、じゃあ、行きましょう。これからMRIです」

ストレッチャーは画像検査棟の長い廊下を進み、突き当たりのMRI室に到着した。MRIはCTと違って時間がかかる。耳栓をしてくれるとはいえ、ガンガンガンと大音響が鳴り響く。ぼくはしっかり目をつむって頭痛と音に耐えた。

検査が終わるとぼくは脳外科の外来診察スペースへ運ばれた。中待合室を奥まで進むと「関係者以外　立ち入り禁止」の扉がある。それを開いて向こう側に入ると、大小さまざまな部屋が並んでいる。大きな部屋は患者のための病室になっていた。小さい部屋はよく見えなかったが、医師たちの控室のようだった。

ぼくは6台あるベッドの一つに寝かされた。ベッドサイドの椅子には妻が座って寄り添ってくれる。ぼくは、妻にクリニックの看護師Aさんに連絡を取って、休診の手配と予約患者のキャンセルの電話をしてくれるように頼んだ。横になっているうちに頭痛が少し和らいできて、ぼくは半分眠りに落ちたような状態になった。

眠ってしまったのだろうか。意識がはっきりしたタイミングで主治医のK先生が現れた。

「先生、痛みは少しよくなりましたか？　くも膜下出血は起きていないみたいですが、MRIの画像を見ると動脈瘤の形が微妙に変化しているように見えるんです。血圧も高いし、何か血管に変化が起きたのかもしれません」

「……膀胱がんの手術のあと、合併症でずっと痛みが強くて血圧が高かったんです。でも、こんなことになるとは思いませんでした」

「ただ、何か治療をする必要があるかというと、それはありません。できることはないとも言えます。安静がとにかく重要です。入院してもいいのですが、ただ寝ているだけですから、自宅療養でも大丈夫だと思います。奥さん、看護師さんだし」

「血圧はどうすればいいんでしょうか?」

「薬をもう1剤増やしましょう。アムロジンを処方します。合計3剤飲んでください」

「分かりました。入院は大丈夫ですので、もう少し休ませてください」

「では、また診に来ますので、そのまま休んでいてください」

くも膜下出血でなくてよかった。でも、動脈瘤の形が変わったというのが気になる。もしかしたら、かなり危ない状態の手前までいったのではないだろうか。そんなことを考えながら、今度は深い眠りに落ちた。


目が覚めると頭重感は残っていたが、強い痛みはなくなっていた。妻に時刻を聞くと正午だという。これなら帰れるような気がする。

ぼくはもう一度K先生の診察を受けた。看護師さんが測ってくれた血圧は135/95。かなり下がっている。先生から処方箋を受け取り、帰宅することにした。会計で長い時間待たされたが、ようやく支払いを済ませて病院の外に出る。目の前には夕クシーが列をなしていた。

自宅に戻ると書斎のソファーで体を休めた。妻が近所の薬局に行って、アムロジンを手に入れた。考えてみれば、朝から何も食べていない。子どもたちも昼食をとっておらず空腹の様子だった。遅い昼食をみんなで簡単に済ませ、ぼくはアムロジンを飲んだ。そして書斎に戻ると、また横になった。

クリニックをどうするか。閉じれば多くの患者家族に迷惑がかかる。しかしこの体で診療はできない。とりあえず週末までの4日間を休診にして、月曜日から復帰できるかどうかは、またあとで考えようと思った。その旨をスタッフ全員に一斉メールで知らせる。

しかし今頃になって解離性脳動脈瘤で緊急検査になるとは考えてもいなかった。発症から13年が経過して動脈瘤は血管の壁が裂けた（解離した）状態で固まっているものと決めてかかっていた。やはり、ここのところずっと血圧が高かったのが悪かったのだ。

それもこれも、もとを辿れば膀胱がんに原因がある。術後に水腎症という合併症が起きなければこうはなっていなかった。だからといって、サト先生を恨む気持ちは全然ない。医療ミスと合併症はまったく別物である。外科手術にはある一定の確率で合併症が起きる。言ってみれば外科の宿命のようなものだ。

一般の人には、そこのところがなかなか分かりづらいのだが、ぼくも19年外科医をやったので、手術に起因する合併症は何度か経験している。問題はその合併症をどう治すかにあり、それができるかどうかで外科医の力量が試されるとも言える。だからサト先生も、あのほんのわずかに広がっただけの腎盂にカテーテルを入れようとしたのだろう。それが外科医の責任感なのだろう。

誰かを責める必要はない。ただ早く回復して、またクリニックで診療を再開できればいい。

ぼくはその後の4日間をほとんど終日書斎で過ごした。家族と一緒にいるのももちろん楽しいが、リラックスできるのはやはりここだ。書斎は4畳くらいの穴蔵のような狭い空間だが、壁一面に数千冊の本が収納されていて、ちょっと大ぶりな作業机の上にはパソコンが置かれている。ネットを見るのも楽しいし、何千曲と保存された音楽を聴くのも気が休まる。柔らかいジャズのピアノは心地いい。

入院をしているわけでもなく、日がな一日遊んでいるのはなんだか罪悪感を感じるが、今は体を休めることが結局は患者のためになる、そう言い聞かせて、ひたすら体を休めた。今まで取材してきた、在宅の人工呼吸器の子の音声記録を聞き返したりしたが、執筆は進めなかった。

血圧は1日に4回測定した。アムロジンを加えた効果はてきめんで、血圧は1日ごとに低下していき、週末には112／71まで下がった。頭痛も血圧の低下とともに消えていった。これなら月曜日から診療できそうだ。スタッフのみんなにメールで報告した。

4月6日、月曜日から診療を再開した。最初は声が出るか不安だったが、思った以上にしっかりした声で患者家族とコミュニケーションを取ることができた。この日は79人の患者が来院し、忙しく一日が終わった。頭痛は起きなかった。なお、この日と翌日は、それぞれ長女と次女の入学式だった。

それから2週後には学校健診のためにぼくが校医を務めている学校に出かけた。3週後には取材を再開して呼吸器の子の自宅へ家庭訪問した。血圧は安定しているし、このままの生活を保てそうだと感じた。

ただ、懸案が二つあった。一つは腎機能である。低タンパク食を続けることがどうしてもつらい。クリニックで採血したが、クレアチニンの値は下がる気配がない。そしてもう一つは、膀胱がんの今後のフォローアップだ。サト先生は、最低でも60歳までは経過を見ないといけないと言う。あと7年だ。このあと、どうやって経過を追っていけばいいのだろうか。

## 何かあったらまたおいで

2015年8月5日、午後2時、クリニックのお盆休みを翌週に控えて、ぼくは千葉医療センターに向かった。駐車場から病院まで、わずか3分くらい歩くだけで汗が噴き出てくる。濃く青い空を背景にした病院の中へ入っていく。プラスチックの診察券を再来受付機に通して受診票を発行すると、エレベーターで2階へ上がった。

まず最初に足を運んだのは中央検査室だ。名前を告げると看護師さんが紙コップを渡してくれる。ぼくは専用トイレで尿を採取し、トイレ奥の小窓を開けて紙コップを提出した。この検尿の目的は細胞診である。膀胱内にがんが再発していて、がん細胞が剝がれ落ちていれば細胞診で分かるという目論見《もくろみ》だった。

待合スペースには患者が一人いるだけ。今日は少ない日だ。間もなくぼくは診察室に入るように名前を呼ばれた。

「どうですか、調子は。何か変わり、ある?」

サト先生はいつもの笑顔でぼくを迎えてくれた。

「いえ、おかげさまで。でも実は、持病の脳動脈瘤でちょっとしたことがありました」

ぼくは4月の出来事を手短に説明した。ぼくの心の中では、手術後の痛みが動脈瘤の痛みの発作とつながっているのだが、そういう言い方はしなかった。言ってもしかたないし、サト先生にイヤな思いをさせたくない。

「それは大変だったね。でも、腹痛はもう治ったのかな?」

「そうです、そうです。腹痛が収まったら頭痛でした」

前回受診のとき、もし腹痛が取れないときは、病院に電話を入れて受診の予約を取るようにサト先生から指示されていたのだった。ぼくが電話を入れなかったことで、腹痛は消えたとサト先生も分かっていたようだった。

「じゃあ、今日は超音波で見てみよう」

ぼくは診察台の上にさっと乗って、シャツを捲り上げて腹を露出した。サト先生が超音波装置の電源をオンにして、プローブをぼくの下腹部に当てる。

「けっこう、残尿があるね。その分、よく見えるけど。膀胱の粘膜は……」

ぼくも一緒にモニターを見た。粘膜は滑らかでどこにも異常はない。

「異常はないね」

これで検査は終了である。1分くらいだった。

「今日の細胞診の結果は次回の受診のときになるから、ええと、次は6か月後だから、2016年2月3日、水曜日でどうかな?」

「はい、それでお願いします。手術日なのに申し訳ありません」

「うん? いいよ。水曜日受診の希望の患者さんが何人かいるから」

「ところで、サト先生、毎月採血しているのですが、クレアチニンの値が下がらないんです」

「今、どのくらい?」

「先月の採血では1・93でした。自分の判断でタンパク質を減らした食事にしているんですけど……それがつらくて」

サト先生は少し驚いたような、そして呆れたような表情になった。

「いや、だから大丈夫だよ。それくらいの値の人はけっこういるから」

「普通の食事にして大丈夫ですか?」

「大丈夫でしょう。心配ならタンパク控え目でもいいかもしれないけど、いわゆる腎臓病食にする必要はないよ」

「……はあ、そうだといいのですが」

この日の診療はたったこれだけで終わった。がんのフォローアップというにはあまりにも簡単な診療だった。しかしぼくが「膀胱鏡はイヤ」と言った以上、サト先生としてもこれ以上のことはできない、あるいはしたくないのかもしれない。もしや、MRIとか造影CTの予定を組んでくれるかなとも思ったが、そういうことはなかった。

3月から始まった低タンパク食は、もう半年になろうとしていた。医者に指示されているのであれば、なんとか頑張り切れるかもしれない。だが、これはぼくの自己判断である。サト先生も普通食で大丈夫と言っている。そう言われると、この食事を続ける動機付けが弱くなる。どうしても頑張り切れない。妻にも相当負担をかけているし、できることならば普通の食事に戻したい。

そういうタイミングでぼくは10月に広島に出かけた。2泊3日の予定で、二つの講演をこなす。最初は、第42回日本小児消化器肝臓学会で、その後に場所を移して、フレーザー幼稚園というところで講演をすることになっていた。

二つの講演はともに膀胱がんを患う前から決まっていた。前者の学会の会長を務めるのは、ぼくが昔から仕事でお世話になっていた小児外科の先輩の先生だった。その先生から学会の特別講演者として障害児の受容について話をしてほしいと言われていた。

この講演のことを自分のブログに書いていたら、広島市の知人女性からメールが届いた。彼女は有名な絵本作家でぼくの書いた本のカバーのイラストを描いてくれたことがあった。何度もメールのやりとりをしてきたが実際に会ったことは一度もない。その彼女が、ぼくに学会での講演が終わったあとで、母親向けに講演を行ってほしいと頼んできたのだった。

フレーザー幼稚園はインクルーシブな教育方針を持った幼稚園だ。心や体にハンディがある子でも引き受けるようなスタンスを取っている。絵本作家の知人は、その園の園長先生と親しくしていた。彼女の希望も、フレーザー幼稚園に子どもを通わせている母親たちに、障害を受け入れることについて話をしてほしいとのことだった。

がんの手術が終わって約8か月だった。おそらく体力的には大丈夫であろう。小児外科の昔からの友人や先輩の先生たちに会えるのも楽しみだ。フレーザー幼稚園で、メール文通を続けてきた絵本作家さんに初めて会えるのも楽しみ。脳動脈瘤を抱えて飛行機に乗るのは少し怖いのだが、楽しみがそれを上回った。ぼくは広島に飛んだ。

この3日間、ぼくは多くの人に会い、たくさんの話をした。頭痛もなく、よく声も出たし、長く歩いても疲れなかった。朝食はホテルでとり、夕食は、初日は会長招宴のパーティーで、翌日は古くからの友人に招かれてのディナーだった。つまりタンパク制限は行わなかった。

千葉に戻っても体調はよかった。疲れを感じるどころか、体を動かしたせいか体が軽く感じる。まさか腎機能が回復してきたのでは？ ……クレアチニンの値は動いていなかった。でも考えようによっては、あれだけ長い旅行をして、普通の食事を取ったのに、腎機能が悪くなっていないというのはいい方向に向かっている可能性があるのかもしれない。ぼくは自分の直感を信じて、この講演旅行をきっかけに低タンパク食をやめることにした。

時計の針を進めて少し先のことを書くと、翌年の8月になってクレアチニンの値は徐々に低下し、1・60を切るようになった。計算上の腎機能はワンランク上昇し、透析を免れた。結局、タンパク制限に意味があったのかどうかは分からない。自然に回復した可能性もあるだろう。しかしボルタレン座薬で急激に腎機能が悪化した直後のタンパク制限だったので、ぼくとしては食事療法が効果を上げたのだと思いたい。

さて、その後、ぼくは2016年2月3日、そして8月3日と千葉医療センターに通った。サト先生と交わす話はだんだんなくなっていった。超音波検査を1分くらいやっておしまいという感じである。細胞診は最初の1回だけでその後はやっていなかった。そして心なしか、サト先生の超音波検査もだんだん雑になっていくような気がする。ぼくは体調もよく、膀胱がんに罹ったときの恐怖感とか、検査の痛さとかも徐々に忘れていった。つまり普通の状態に戻りつつあった。

この間、大きな出来事が一つあった。父が死んだ。81歳だった。認知症とアルコール依存で晩年はまったく会話がなかったことは前述した。悲しいというより、虚無感に襲われた。父は死ぬべくして死んだのだと、妙なことを考えた。

父は、何を人生の目標にしていたのだろうか。何が生き甲斐だったのだろう。人生で一番大事なものは何だったのか。そういうことを聞く機会は、父が若かった頃を含めて一度もなかったが、父の魂を知りたいと、父を亡くして強く思った。この想いは最近になってますます深まっている。

2017年3月1日、術後2年のサト先生の外来受診日を迎えた。先生はいつものゆったりとしたペースで「どう、クリニックは忙しい?」などと聞いてくる。いつものように超音波検査を簡単に済ますと、机を挟んでぼくと向き合った。

「まあ、やっぱり超音波では何も分からないよ。あんまり意味ないんじゃないかな?」

「意味がないというのは、このままの形でフォローしてもしょうがない、ということですか?」

「膀胱鏡、イヤでしょ?」

「イヤです」

「……じゃあ、フォローはこれで終わりでいいんじゃないかな。何かあったらまたおいでよ」

「……」


そう言われると不安になる。先生は90%治ると言ったけど、10%は治らないということだ。時間的・空間的に多発、つまり再発するとも言った。ぼくの口からMRIか造影CTをやってくれとは言えない。膀胱鏡が絶対にイヤな以上は、このまま運を天に任せるしかない。フォローが終わりということは、サト先生には、このまま治るという感触でもあるのだろうか。それともぼくを見放したのだろうか。

自宅への帰路、ぼくは国道に車を走らせた。交通量が多いこの道はいつも渋滞気味だ。ぼくはハンドルを握りながら、こんなことなら膀胱がなければいいなと思った。膀胱があるから膀胱がんになるのだし、あの膀胱鏡も必要になる。膀胱の存在なんて普段は全然考えないが、まるでぼくにとって膀胱は時限爆弾のような存在になっている。

　アンジェリーナ・ジョリーの気持ちが分かる。彼女はＢＲＣＡというがん抑制遺伝子の変異を持っていたために、医師から「乳がんになる可能性は87%」と告げられて乳房を予防的に切除した。２０１３年のことだ。ＢＲＣＡの異常による発がんは、卵巣にも及ぶ。これを遺伝性乳がん卵巣がん症候群（ＨＢＯＣ）という。アンジェリーナ・ジョリーは２０１５年に卵巣・卵管も摘出していた。

　ぼくはそのニュースを聞いたとき、「なんて極端なことを」と思った。ハイリスクであることは十分に分かるが、定期的に病院を受診すれば、乳がんも卵巣がんも早期発見・早期治療ができるはず。まだがん化していない乳房や卵巣を取るのはいくらなんでもやりすぎではないかと思ったのだ。

　でも今は違う。彼女の決断が理解できる。

　乳がんは、膀胱がんと並んで再発が多いことがよく知られている。子育てが一段落した女性が、「乳がんになる可能性は87%」と言われれば、自分の乳房や卵巣は恐ろしい存在でしかないかもしれない。乳房を再建する手術

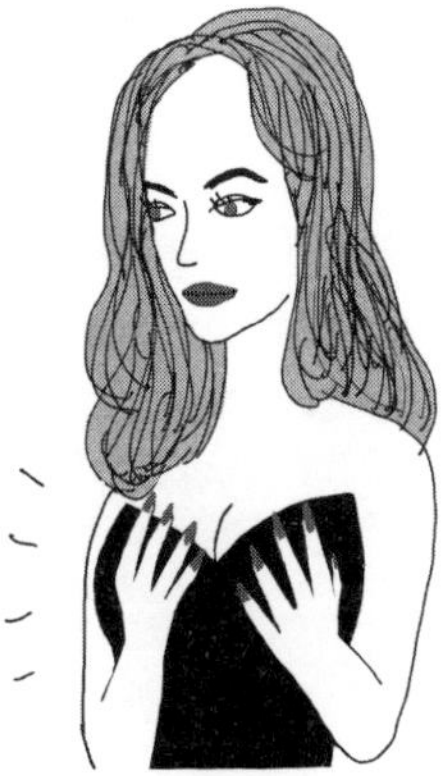

法もあるし、ホルモンの補充療法もある。

日本でも予防的乳房切除が行われるようになっていると聞く。病院の倫理委員会の審査を通れば手術が可能になっている現実がある（こののち、2020年からは予防的切除に保険が適用されるようになった）。

しかし、だからと言って膀胱を予防的に摘出するなんてあり得ないだろう。まず手術の複雑さが乳房や卵巣とは段違いである。尿路変更も必要になるので、生活様式が変わってしまう。保険はもちろん利かないし、だれもこんな手術はやってくれないだろう。

あ、それなら膀胱ろうを造る手術はどうだろう？

膀胱に穴を開けておけば、そこから膀胱鏡を入れて中を観察できる……誰もそんな手術してくれるはずはないか……。

ぼくは自分の思考がどんどんまともでなくなっていくことに気がついた。自分は医者じゃないか。それもがんの専門家じゃないか。もっと冷静に、もっと論理的に考えないといけない。少し頭を冷やそう。

帰宅して妻にフォローアップが終了したことを告げると、妻は何も言わなかったが少しだけ表情を曇らせた。このまま何も起きないことを信じるしかなかった。

# 第三章
# 再発、そして死の受容について

# 再び血尿

サト先生のフォローアップが終わると途端に不安な気持ちが押し寄せてきた。このまま再発しないなんてことはあり得るのだろうか？　再発しないと信じたい。それならこんなにいいことはない。しかし再発が膀胱がんの特徴だと何度も聞かされてきた。そんな虫のいい話はないかもしれない。

やはり、せめて超音波によるフォローは続けてほしかった。サト先生がフォローを打ち切ったのは、超音波検査に意味がないというより膀胱鏡がイヤだというぼくのわがままに少し腹を立てていたのかもしれない。いずれにしても、このまま毎日を過ごすのは何とも不安だ。

待てよ。自分で超音波検査をやったらどうか？　尿の細胞診だってうちのクリニックでできるはずだ。ぼくは、自分で検査をやってみようと決めた。

クリニックの診療が途切れた夕方、ぼくはトイレに行って紙コップに採尿した。大変申し訳ないが、看護師さんに尿を専用スピッツに入れてもらった。

「ごめんね。こんな仕事をしてもらって。検査センターに尿を提出したいので、伝票をくれる?」

看護師さんはイヤな顔ひとつしないで伝票を渡してくれた。ぼくは伝票を隅から隅までながめ、細胞診という項目にマルを付け、検体という欄の「尿」にチェックを入れた。

「これ、検査センターに出してもらっていいですか? お願い」

看護師さんは検査センターに電話を入れて、検体を取りに来てくれるようにお願いしてくれた。

その日の診療が終わり、スタッフ全員が「お先に失礼しまーす」と元気な声で挨拶をして裏の職員出入口から帰っていった。ぼくはクリニックの窓をすべて閉め、カーテンを引いた。そして玄関と裏口のドアをロックした。

いつもの診察室に入り、超音波装置をベッドサイドへ移動させ、スイッチを入れる。ベッドに横になってシャツを捲り上げてお腹を出した。エコーゼリーを下腹部に塗り、プローブを腹に当ててみる。エコーの深さとか、輝度とかを調整するたびに上半身を起こす必要があるので、非常に面倒くさい。どうにかいい条件を探して、自分の膀胱を観察してみる。

全然見えない。膀胱の中味は水(尿)だから、黒く映る。膀胱の粘膜は白く映る。

だが、うちのエコーは設定が小児向けだし、ぼくは軽く太っているので皮下脂肪が厚い。超音波がうまく膀胱の底まで届いていない。ぼくがいつも子どもの膀胱を超音波で見ているようなクリアな像はまったく見られなかった。

（……これじゃあ、末期の膀胱がんくらいにならないと映らないよな）

徒労に終わってぼくはがっかりした。数日後、検査センターから細胞診の結果が返ってきて「異常なし」という文字を目にしたとき、うれしいような気持ちと、それでどうすればいいの？　という困惑した複雑な気持ちが胸に広がった。

自分で検査して早期発見するのは無理だ。それなら、あとは再発しないと信じるしかない。ぼくは仕事をいつものように続け、春の訪れに合わせるように友人たちに会った。ぼくの原稿をいつも掲載してくれる読売新聞の記者さんとは銀座で日本料理を食べながらお酒を飲んだ。地元の千葉市では大学病院で働いていたときの友人たちと痛飲した。お酒を飲んで気分がハイになると、病気のことは忘れてしまう。気持ちが大きくなると、そんなに再発って多くないんじゃないかという心境になる。

この頃、立花隆さんの『がん　生と死の謎に挑む』という本を読んだ。立花さんも膀胱がんの手術を受けたと知って急に親近感が湧く。この本を読む限り、立花さんの膀胱がんは再発していない。手術をしたのが2007年で、この文庫本が発刊されたのが2013年。もし再発があれば、本に書くはずである。立花さんはそういう人だ。するとこ、6年経過しても再発しない人もいるということである。

これはうれしい。ぼくも期待していいのかもしれない。でも文庫本の最後のページに「ほとんど確実に起こるといわれる再発を待ち伏せるという生活を今後何年間かつづけることになる」という文章があって、少し重い気分になった。

サト先生から「何かあったらまたおいで」と言われて4週間が経った。仕事が終わってビールを飲みながら夕食を楽しんだ。入浴を済ませて2階の書斎に上がり、いつもように読書をしていた。尿意を感じてトイレに行く。ジョボジョボと尿が流れ出る。途中から色が褐色になり、最後には真っ赤になった。まるでビデオを見ているかのようだ。2年前とまったく同じだった。トイレを出ると、ぼくは床に座り込んでしまった。30秒くらい動けなかった。2017年3月31日、20時20分のことだった。

ようやく立ち上がると、階段の手すりに手をかけて、階下に向かって妻の名前を呼ぶ。妻はいつも明るい表情で「どうしたの?」と言いながら上がってくる。ぼくは中学生の次女に聞かれないように「血尿が出た」と小さな声で言った。

「……それって、何?」

「再発だと思う」

「どうするの?」

どうしたらいいのか? 明日は土曜日だからサト先生は病院にいないだろう。では月曜日の朝に電話をしようか。しかしすぐにでも連絡を取りたい。そうだ、数年前に大学の同窓会をサト先生が幹事になって開催したことがあった。あのときにメールをもらっている。消去した記憶はないので、パソコンの中にメールが残っているはずだ。

「サト先生に連絡を取ってみる。できれば月曜日の午後を休診にして病院を受診したい」

妻は「大丈夫?」と気遣いながら、なるべく早く病院に行けることに期待しているようだった。

ぼくは書斎に戻ってパソコンのメールソフトを確認した。これまで受け取った膨大なメールはフォルダごとに整理してある。「千葉大学医学部(小児外科以外)」という項目を開いて画面をスクロールしていくと……あった。サト先生のメールが残っている。今でもこのアドレスを使っているかどうかは分からないが、ぼくは血尿が出たことを書いて送信した。
その後、ぼくはちょっと頻尿みたいな状態になって続けて3回トイレに行き、3回血尿が出た。もう間違いないと思った。この日は不安だけを抱えて床についた。

土曜の朝、メールを開くと返信が来ていた。サト先生のメールアドレスは生きていたのだ。メールには「月曜日の午後3時に千葉医療センターに来てください」と書かれていた。この日、血尿は止まっていた。クリニックで診療を始める前に、看護師のAさんに「また血尿が出ちゃったんだよね。月曜日の午後、休診にしてくれる？　千葉医療センターに行ってくる」と告げた。Aさんも硬い表情になった。

4月3日、月曜日の午後、妻に付き添ってもらって医療センターへ行った。もう来ることはないかもと思ってからわずか1か月である。午後の病院にあまり患者さんは多くなかった。受付カウンターで受診の手続きを済ますと、ぼくの受診票には三つの予定が組まれていた。
最初は尿検査。次にX線CT、最後がサト先生の診察である。ぼくは順番に検査をこなし、16時過ぎに泌尿器科の待合スペースで順番を待った。呼ばれたのは17時近かった。

妻と一緒に診察室に入ると、サト先生がいつもより引き締まった表情で迎えてくれた。

「血尿は何回くらい出たの？」

「4回です。金曜日だけです」

「尿検査では潜血マイナスだね。X線CTの結果は読影に回したから、次回の外来で結果を説明するね。まあ、おそらく大丈夫だろうとは思っているけど」

再発は怖いが遠隔転移はもっと怖い。転移があれば手術どころではなくなる。

「今回の血尿だけど……普通に考えれば膀胱がんの再発だと思うよ。確定するためには膀胱鏡が必要なんだけど……」

「やります！」

ぼくはきっぱりと答えた。やらないという選択肢はない。やらざるを得ない。そうならば四の五の言わないで、さっさとやってもらった方がいい。

「じゃあ、処置室で待っていて。すぐに行くから」

ぼくらはいったん退室した。妻を待合スペースに残して、処置室に向かう。ぼくにとってこの部屋は拷問部屋のようなものだ。2年ぶりに例のあの大型の椅子に座り、サト先生が来るのを待つ。心臓がドキドキするが、腹をくくるしかない。ぼくはお腹でゆっくり、大きく深呼吸をくり返した。

検査時間はひどく時間がかかったようにも感じたが、実際には数分だったかもしれない。ぼくはよろよろと処置室の前のトイレに入った。ドバドバと血尿が出て、会陰部から尿道までガツンガツンと痛みが来た。トイレを出て妻の顔を見たときは、妻に抱きつきたいような気持ちだった。

再び、診察室でサト先生に向き合う。先生はプリントアウトした写真を机の上に広げた。

「やはり再発だね。膀胱の頂部に四つ腫瘍がある」

「え！　四つ？」

「一番大きいので、10ミリ弱くらい。そのほかの三つはそれ以下くらいかな。腫瘍の上に血管が乗っていて、まさにそこから出血したんだろうね」

「……」

再発という言葉も重いが、4個がんがあるという事実が重かった。もしかして、時間の経過とともにどんどんがんが多発していくのではないだろうか。がんが4個あるということは、そのうちの1個でも筋層に浸潤していれば膀胱全摘になるわけだから、初回のがんと比べてリスクは4倍あるということだ。

X線CTで肺や肝臓の転移をチェックしたが、今回は造影剤を使っていない。微細な転移巣は造影剤を使わないと捉えられない。本当にこの検査で遠隔転移の有無は判定できるのだろうか。いろいろな可能性を考えると頭がパンパンになる。

サト先生は手帳をめくりながら、ちょっと考え込んだ。

「もう一度手術ということになるね。ちょっと手術予定が立て込んでいるんだよね。6月1日、木曜日に入院、翌2日に手術、4日の日曜日に退院でどうかな？」

「そんなに先ですか？」

「うーん。大丈夫だと思うよ。今回は腫瘍の場所が前回とは全然違うので、ルンバール（腰椎麻酔）でできるから、それでやろう」

「先生、再発したときの予後はどうなるんですか？」

先生はちょっと苦笑という表情になった。

「いや、だからそれは病理を見てみないと。今回のもおそらく表在性のがんだから、粘膜内の腫瘍であれば、それほど深刻に捉えなくてもいいよ」

そう言われても安心できない。先生が続ける。

「術前検査を5月17日、水曜日に入れておくね。この日は、採血、胸部X線撮影、心電図をとるからね。今日やったX線CTの結果もそのときに教えるから。それから、これはルンバールの説明書なんだけど……いいよね？　分かるよね？」

「いやいやいや、小児外科ではルンバールはやらないんです。だからちゃんと説明してください」

「あ、そうか」

そう言いながらサト先生は説明用紙を広げてくれたが、簡単に要点と合併症について触れただけだった。「あとは用紙を読んでおいてね」ということだろう。

「入院の手続きは前回と同じだけど、また看護師さんから聞いてくださいね。じゃあ、今日はこれで」

ぼくは妻と一緒に診察室を出た。受付カウンターに看護師さんがいるので、また入院に関する必要書類を受け取り、個室の申し込みをした。

総合受付に行って支払いを済ませ、ぼくらは車に乗り込んだ。それまでずっと無言だったけど、初めてぼくは「再発しちゃったね」と妻に語りかけた。彼女からは返事はなかった。こういうことを言葉を失うというのだなとぼくは思った。結局、家に着くまで二人の間に会話はなかった。

翌日になり、いつものように朝から診療を始めた。昼休みにトイレに行くと、血尿がダラダラと出る。これは昨日の膀胱鏡の影響なのか、がんから出血しているのかどっちなんだろうか。尿道もズキズキ痛むのでこれは膀胱鏡の影響なのかもしれない。真っ赤に染まった便器を見ているうちに気が滅入ってきた。

午後の診療開始まで2時間ある。昼食を食べたあとは、いつもはネットで新聞を読んだり、読書をするのだが、そういう気分になれない。ソファーに横になって、何も考えまいとする。だが、それは無理だった。どうしても写真に写ったがん細胞の塊が目の前に浮かび上がってくる。6月の手術までにこいつらは増殖しないだろうか。増殖して筋層に浸潤しないだろうかと何度も同じことを考える。

そして夕方の診療になる。患者が途切れると、ふと尿意を感じる。トイレへ行くとまた血尿がダラダラと出る。

(もういいかげん、止まってくれ)

うんざりという感じだった。その後、血尿は3日ほど続いて、やがて尿の色は薄くなっていった。しかし心は晴れなかった。抑うつ的な気分になっていった。

患者を診ているときはがんのことを忘れられる。だからしっかり診療はできた。しかし患者が途切れたり、昼休みになると、再発のことばかり考えるようになった。夜は入眠剤を飲んでさっさと眠るようにしたが、朝、目覚めた瞬間にがんのことが脳の真ん中に浮かび上がる。いつでもがんのことを考えるようになり、ぼくはしだいに無口になっていった。患者家族と話をしている以外は、スタッフとも家族とも話をしなくなっていった。

これではいけない。何かを変えなければいけない。

そうは思うものの、心の奥に澱《おり》が溜まっていくように、気分が暗くなっていった。

## 恐怖がつのる

膀胱がんは必ず再発する……知識としては知っていたが、実際にそうなってみると、その衝撃はかなりのものがあった。ぼくは以前に朝日新聞社の上野創さんが書いた闘病記『がんと向き合って』（朝日文庫、２００２年）という本を読んだことがあった。上野さんは肺転移を伴う精巣腫瘍だった。手術・抗がん剤治療を受け、とどめに造血幹細胞移植を併用した超大量化学療法を受けた。それでも肺に2回も再発した。そういった状況ながら再発を克服し、現在までお元気である。

だが、こうしたケースは奇跡に近い。それはぼく自身が医師の立場で何度も経験している。小児固形がんで最も数が多くて、同時に最も治療成績が悪い病気が神経芽腫である。このがんは副腎から発生し、診断がついた段階ではほとんどの場合、全身の骨に転移している。

ぼくはこの神経芽腫を治すことを大学病院勤務時代のライフワークにしていた。最終的に救命できる子は30％程度で、それも抗がん剤による全身の臓器に障害が残るような治り方だった。抗がん剤をくり返し使うと、神経芽腫は画像診断上、姿を消す。これを完全寛解というが、最後の止《とど》めを刺すような超大量化学療法を行うまで、手を緩めることは絶対にできない。

完全寛解になると、親の心には隙ができる。そのたびにぼくは、再発したらもう治せないと口を酸っぱくして言い続けていた。そして実際に、再発後に助かった子は一人も見たことがなかった。

だから「再発したら助からない」というフレーズがぼくの頭の中で呪文のようになって響いてくる。ぼくは、自分の言葉によって苦しんでいた。自分も同じ運命を辿るのではないか。患者家族にあれだけ厳しい言葉を言ったのだから、その言葉は自分に返ってきても不思議ではない。いや、その言葉の責任を自ら負わなければいけないと、そういう思いが日がたつにつれて増幅していった。

4月15日にクリニックのちょっとしたパーティーがあった。クリニックを設立してから昨春で10年になっていた。そこで、10周年記念をしようと1年前からみんなと相談していたのがこの日になったのだ。場所はJR千葉駅から歩いて15分くらいのイタリア料理店である。クリニックと門前薬局さんの職員全員が参加して、総勢14人のちょっとしたお祝いになった。

ただお祝いといっても形式はカジュアルなもので、特にぼくからのスピーチとかはなしに、みんなで飲んで食べておしゃべりをするというものだった。始まってみれば、要は宴会という感じだった。誰も10年前の開院のときは……などという思い出話はせずに、たわいのない話題で大いに盛り上がり、笑い声が起きた。

だけどぼくはもう一つ宴会の流れに乗ることができなかった。料理の味もよく分からず、大好きなワインも堪能することができなかった。がんのことが心の中で引っかかっている。胸に針が刺さっている感じだ。しかしスタッフのみんなが気分転換してくれるならそれでいい。ぼくはみんなの顔を見ながら静かにフォークを置いた。

パーティーが散会になり、ぼくは一人で駅から逸《そ》れる方向へ歩いていった。かつては花街として栄えたが、今は料理店が立ち並ぶ落ち着いた雰囲気に変わった町へと向かった。目的地はお寿司屋さんである。この店は夫婦で店を切り盛りしており、広くはないが、清潔感と高級感があり、そして値段もちょっと高価だった。ぼくはこの店に、親しい開業医仲間とよく行っていた。

カウンターに座って刺身と冷酒をお願いし、ぼくは一人でゆっくりとこれからのことを考えた。

一番気になるのは、クリニックの運営である。もし、ぼくの身に万が一のことがあったら、クリニックはどうなってしまうのだろうか。スタッフたちだって小遣い稼ぎでうちに勤めているわけではない。ライフプランがあって、生活の糧として給与を得ているのだから、ぼくが働けない体になれば人生が狂ってしまうかもしれない。

ぼくが10年以上クリニックを運営できてきたのはスタッフのみんなのおかげである。彼女たちがいなければ、一日としてクリニックは走ることができない。ぼくにとって一人ひとりが掛け替えのない大事なスタッフだ。彼女たちを守らなければならない。それを考えれば自分は斃《たお》れるわけにはいかない。

家族はどうなるのだろうか。今ある貯金と生命保険で今後生活ができるのだろうか。妻は看護師なので、まだまだ十分に働けるだろう。ぼくがいなくても、なんとかやっていけるかもしれない。

初回の手術のときは、自分が入院することでの経済的なダメージを考えた。しかし今は違う。どうしても最悪の事態を考えてしまう。酒を飲んでポジティブなことを考えればいいものを、思考はどんどん最悪のシナリオに向かう。これはなぜだろう。泣き酒みたいなものなのかもしれない。

クリニックには毎週のように医師会からファックスが届く。ほとんどは医療情報だが、ときどき医師会会員の訃報が混じる。たいていはご高齢で天寿を全うされた大先輩の訃報であるが、まれにぼくと同世代の先生が亡くなった報せが届く。そういうファックスを受け取ると、残された家族とクリニックはどうなるのだろうかと毎回考え込む。

開業医は個人事業主なので、そういうときに誰も助けてくれない。大学の医局などはとても家族意識が強く、経済的支援まではしてくれなくとも、いろいろな援助を受けることができる。残された幼な子のために、教育資金を募ったこともあった。しかし開業医は孤独である。

冷酒をごくりと飲み、なんでこんな病気になってしまったのだろうかと、今更ながら考える。

もし、ここでがん死するようなことがあったら、これまで自分が生きてきた意味はなんなのだろうかと疑問が湧く。

今まで身を粉にして働いてきた意味は何だろうか。がんの子どもたちの治療をしてきた意味は何か。開業医として地域で努力してきた意味は何だろうか。

そういうものが全部消えてしまうのならば、自分の人生に意味があったのかも疑わしくなる。

そんなことなら、最初から自分が存在しなければよかった。存在しなければ何も悩む必要もないのだから。

しかし同時に自分という存在は他者との代替が叶わず、現にここに存在している。そして暗い悩みの中にいて、誰ともその悩みを代わってもらえない。

自分の存在の理由が分からなくなると同時に、絶対的に置き換え不可能な自分の存在を突きつけられる。

ぼくは大学にいたとき、子どもの死をたくさん見てきた。その中で、ある意味で死は存在しないと考えてきた。子どもを失った家族は悲嘆のどん底に突き落とされるが、家族の歩みはそこで止まることなく、時間が経てばまた歩みを始める。亡くなった子どもを家族は忘れることはなく、死後も家族と子どもの対話は続く。存在を感じて、その子とともに家族は成長していく。そういう家族をぼくはたくさん見てきた。

たしかマルティン・ルターが「死は人生の終末ではない。生涯の完成である」と言っていた記憶がある。確かに人が一生を生き切った場合はそうなのかもしれない。

その一方で、子どもの死は少し異なる。これも大学病院時代の思い出だ。7歳のがんの女の子が末期状態になったとき、ぼくは、もう助けることはできないと父親に告げた。父親は我が子の死を受け入れることはできず、最後の一瞬まで奇跡を願って治療の継続を望んだ。しかしあるときに、ポツリと言った。

「子どもは可哀想だ。大人だったら、自分の人生の最後を自分でまとめることができる。でも子どもにはそれができない。それが可哀想です」

ぼくはその言葉に頭を垂れるしかなかった。でも……と思う。あの子は可哀想な子どもではなかった。自分の人生を自分でまとめられなかったかもしれないが、大好きなお父さんとお母さんがいつもそばにいた。最後の瞬間までそばにいた。そしてぼくは疼痛緩和の治療をしっかりとその子に施し、痛みや恐怖のない状態で天国に導いてあげることができた。

しかし、あのときの父親の言葉を忘れることはできない。子どもは人生をまとめられない。では、大人ならば人生をまとめることができるのだろうか。子どもには背負っているものがほとんどない。7歳の子が眠るように人生を閉じることができたのは、重荷がなかったからだろう。

でも、ぼくは余りにも多くのものを背負っている。20代、30代の頃は若さに任せて人生を走ってきた。ひたすら仕事に邁進し、生きるということを深く考えなかった。小児外科では重い脳の障害を持った子に対しても、内臓の病気があれば全力で命を助ける手術をやってきた。では、手術後のその子の人生はどうなるのか。家族は障害を持った子と一緒にどのように生きるのか、そういうことをとことんまで考えることがなかった。

自分が40歳で解離性脳動脈瘤になり、人生のターニングポイントを迎え、生きることを深く考えるようになった。それとともに家族の長として背負うものが大きくなったように感じる。今、振り返って考えてみると、我が子の人生を支えるという意味では、10歳までの育児などは大した苦労ではない。本当に大変なのは子どもが思春期から社会人になるまでだと考えるようになった。

55歳になって自分には家族、社会との間に抜き差しならない深い関係ができあがっている。生きることはつらくないが、重い。その重さの分、簡単には死ぬことができない。自分の人生を整理するということは、とてもじゃないが容易なことではない。

もし、腫瘍が広がって自分の人生が終わると分かったら、自分はそれを受容するだろうか。それは無理なのではないだろうか。若い頃に読んだE・キューブラー＝ロスの『死ぬ瞬間　死とその過程について』（中公文庫、2001年）には死の受容に至る5段階が書かれていた（否認と孤立・怒り・取引・抑鬱・受容）。すべての人間がすべてこういう過程を経るわけではない。ぼくも受容しないかもしれない。でもそれでいいような気がする。

たとえ自分が末期状態になって延命治療としての抗がん剤投与を受けて、病院通いが頻繁になっても諦めてしまう必要はない。こんな面倒くさいことはしたくないと文句を言いながら、いやいや病院に行けばいいだけのことかもしれない。死を受け入れるなどという難しい作業を乗り越える必要はないのではないか。

そういう意味で、さっきのルターの言葉のように、いかに生きていかに死ぬかなどの人生訓みたいなものは意味をなさない。人生の意味を悟ってからあの世に旅立つなど立派なことができなくても構わないとぼくは思った。

頭の中でいろいろな考えがグルグルと回り、自分でも何が結論かよく分からなくなってしまった。冷酒を2合だけ飲み干すと、ぼくは寿司屋を出てタクシーを拾った。

帰宅すると妻と次女はすでに寝室で眠っていた。ぼくは次女の寝顔をじっと見つめた。とにかく子どもたちの自立する姿を見たい。それまでしっかりと働いて、子どもたちを支えたい。

ぼくは死を受容したら、本当に死んでしまうのではないかと不安になった。だからカッコ悪くても、大人として成熟していなくてもいいから、ぶざまに足掻《あが》いて死から逃げよう。人生に負けたらから死ぬのではなくて、死んだら人生は負けだと思った。

## 魂の痛み

4月29日の昭和の日を皮切りに大型連休に入った。2年前から取材していた在宅で呼吸器を付けている子の原稿がまとまり、出版が決まっていた。タイトルは『呼吸器の子』だ。2回目のゲラが自宅に届いていたので、その修正を連休の間に行うことにした。長女も寮から自宅に帰ってきて、賑やかな毎日だった。やはり家族全員が揃うのは楽しいし、心が安らぐ。病気のことも努めて考えないようにした。

5月3日の憲法記念日の夕方、トイレに行くと血尿が少し出た。赤い便器を見て、イヤな気持ちがぶり返してきた。その後、トイレに行くたびに尿の赤さが徐々にひどくなる。結局この日は5回血尿が出て、最後は血液そのものが出た感じだった。妻には黙っていた。

それでも長女が千葉にいる間は明るく振る舞うことができた。しかし、彼女が東京の学生寮に戻ると急に気分が滅入ってきた。家の中が静かになったことも関係しているのかもしれない。

連休が終わり、修正した『呼吸器の子』の再校ゲラを出版社に送り返し、あとは出版を待つだけになった。膀胱がんの一度目の闘病とこの本の取材はほぼ同じ時期だったために、本が日の目を見ることは本当にうれしい。諦めないでよかった。

そしてまた新しい仕事の依頼が来ていた。それは読売新聞オンライン、ヨミドクターへの連載だった。5月16日の夕方に、ヨミドクターの編集長と編集部員がクリニックまで来てくれて、連載の打ち合わせをした。テーマは障害児の受容についてだ。これまでの医師生活で経験してきた障害児に関する諸問題を、ぼく自身の執筆活動の集大成としてまとめるような内容だった。月に2回原稿を書き上げて、２０１７年10月から最低1年間は連載するという大型企画である。

一抹の不安は確かにあった。連載が中断したら読売に大きな迷惑をかける。ただ、そういうことを考えると今後何もできなくなる恐れがある。『呼吸器の子』だって何とか完走できた。むしろ、何かをやらなくてはいけないという課題を持っている方が、精神的に強くいられるような気がする。この仕事を断ればきっと後悔する。もし絶筆になってもやむを得ないと腹をくくり、ヨミドクターの依頼を引き受けた。

翌日の17日は、千葉医療センターで術前検査だった。一人で病院に行った。

胸部X線、採血、心電図の測定を終えてサト先生の診察を受ける。先生の表情はいつものように明るい。やはり主治医の顔を見るとホッとする。

「どう？　調子は」

サト先生が尋ねてくる。

「ま、元気なんですけど、5月3日に血尿が5回出ました。最後の方はけっこう真っ赤な血液が出て……」

「そうですか。腫瘍の表面にちょうど血管が走っているからね。それは仕方ない面があるから、このまま様子を見て。その後は大丈夫なんでしょ？」

「それっきりです。痛みがないのが救いです」

そこでサト先生は、電子カルテのモニターに先日行ったX線CTの画像を広げた。

「肺、肝臓、腎臓、膀胱周囲……異常なしだね」

「転移はない、ということですね？」

「大丈夫でしょう」

「でも、先生、今回は造影剤使っていませんよね。肺はともかく、小さな肝転移とか分かりますか？」

先生はちょっと渋い顔になった。

「それを言い出したらキリがないと思うよ。松永先生だって腎機能のことをすごく心配していたじゃない？ できれば造影剤は使いたくないでしょ？」

そう言われると返答に窮する。ぼくが黙っているとサト先生は諭すように言葉をかけてくれた。

「再発巣は4個あって心配する気持ちは分かるけど、すべて表在性に見えるし、大きさもそれほどじゃない。そんなに悪く考えなくてもいいんじゃないかな。とにかく手術ですべて取り切って、病理学的に悪性度がそれほど悪くなければ、転移に関してこれ以上追求しなくても大丈夫だよ」

「分かりました」

ぼくは一応その説明に納得して、これ以上の議論は避けることにした。

「じゃあ、来週木曜日。そのときまで、いい体調で」

ぼくはお礼を述べて診察室を辞した。

その1週間が長かった。五月晴れが続いていたせいか、風邪を引いて受診する患者の数も少なく、診療はしょっちゅう途切れた。患者が来ないときは、院長室に引っ込んでダラダラとパソコンでネットニュースなどを読んでいる。だけど集中することができない。手術のことを考えるとイライラしてしまう。

帰宅しても気分が快適なのは夕食の時間までだった。書斎で一人になると、またイライラがぶり返してくる。手術前だし、麻酔に影響があってはいけないので、入眠剤を飲むのは避けたいと思い、自然に眠るのを待つがなかなか眠りにつけない。眠れないとよけいにイライラする。

もう考えまいとしていたが、どうしてこんな病気になってしまったのかという思いが湧き上がってくる。理不尽だし、不条理だ。神様は不公平だと思ってしまう。でも、もしかしたら問いの立て方を変える必要があるのかもしれない。この世の中には理由のないこともたくさんある。

それは、ぼく自身が医師としてさんざん患者家族に説明してきたはずだ。赤ちゃんの先天奇形だってそうだし、もっと広く言えば、紛争地帯に生まれて貧困と飢餓の中で生きている子にも、理由はない。不条理な苦痛はどこにでも転がっていて、それを乗り越えるためにぼくらは日々生きているのかもしれない。

だったら、このイライラした気持ちに、自分なりに割り切りを付けなくてはならない。神様に怒りをぶつけても意味はないのだろう。祈れば、願いが叶うということは、たとえぼくが宗教を持っている人間であっても、実現することはない。最初に膀胱がんが見つかったとき、ぼくは毎日にように手を合わせて神様に祈っていた。あれにはどういう意味があったのだろうか。

おそらくそれは、それによって奇跡が起きて、がんが消えるということではない。神という存在を想定し、あるいは信じて、祈りを捧げる人が地球上には何億人、何十億人といる。祈るということは、そういう人たちとつながるということではないだろうか。だからあのとき、祈ることでぼくは心が落ち着いたのだろう。

がんに罹ると、なぜ自分はこんな病気になってしまったのかとか、こんなことなら、自分の存在はそもそもなかった方がよかったなどと、極端な考えに陥ってしまうことは、前の章で書いた。これは人が死に際して味わう四つの苦痛の一つであるスピリチュアルペインに似ている気がする。

四つの苦痛とは、身体的苦痛・社会的苦痛・心理的苦痛、そしてスピリチュアルペインである。身体的な痛みとは、文字通り死に瀕してがん細胞が広がるなどで体が痛いことだ。社会的な苦しみとは、残した仕事や家族のことが心配で経済的不安などを抱くことである。心理的な苦痛というのは、死を前にして怖いとか、不安になるというものをいう。

では、スピリチュアルペインとは何かというと、これが難しい。スピリットの痛みだから、魂の痛みと解釈してもいいかもしれない。だがそれでもよく分からないだろう。医学書にはいろいろな説明が書かれているが、それぞれの本によってスピリチュアルペインの定義は異なる。

おそらくスピリチュアルペインとは、自己の存在の根本を成している部分が失われる、あるいは損なわれることによって生じる耐え難い苦しみを言うのであろう。

ぼくが昔に治療した子の母親も自暴自棄になったことがあった。その4歳の女児は腰の骨に発生した小児がんの子だった。治療は抗がん剤が中心になった。1年半に及ぶ抗がん剤治療を続け、最後に造血幹細胞移植を併用して超大量化学療法を行った。しかし検査の結果、腫瘍は消えていなかった。

残りの手段は放射線療法しかなかった。それもかなりの線量を照射しないと効果は見込めないことが分かっていた。1か月半かけて照射を行い、腫瘍はようやく姿を消した。だが、退院して半年もすると、その子には治療の後遺症が出始めた。膀胱に放射線がかかったために膀胱が萎縮し、尿失禁の状態になった。大腿骨も被曝したため骨壊死が始まり、その子は車椅子の生活になった。

こういった副作用は想定の範囲だった。あらかじめ母親には伝えていたのだが、母は受け入れることができなかった。ぼくは母親に「この大腿骨は整形外科で人工骨頭に置き換えないといけないかもしれないね」と語りかけた。母は「こんな姿になっちゃって……もうどうでもいいと言うか、こんなにしてまで生きなきゃいけないんでしょうかね？　こんなことなら、助からなかった方がよかったよ」と我が子の存在を突き放した。

ぼくは必死になって「この子だって一生懸命に生きていますから。命があることが何より大事ですよ」と母を慰めた。しかし母の答えは「この子は何のために生まれてきたんだろう？」というものだった。

今、考えると、あれはスピリチュアルペインの一つの形だったのかもしれない。死を前にした訳ではないが、親子にとっての最低限の生活や幸福が損なわれ、人生の見通しがなくなったことで、生きる意味や誇りを失ったのだろう。結局、この母子はこの会話を最後に病院には来なくなり、現在どうしているのかぼくは知らない。

村田久行先生（京都ノートルダム女子大学名誉教授）は、スピリチュアルペインを時間性・自律性・関係性で説明している。

人は死の崖に追い詰められると、時間性を失う。人は過去と未来に支えられて現在を生きている。ところが死に触れると、過去が消える。今まで生きてきた意味が何であったか分からなくなる。学問を修め、額に汗して懸命に働き、家族を支えてきた努力は一体何だったのかと虚しさに襲われる。生が途切れれば未来も消える。未来がなくなれば、今を生きる意味も目的も失われ、不条理な苦痛だけが残る。

時間性のほかにも自律性を失う。病が進むとできないことが増えていく。膀胱がんならば膀胱を全摘し排尿をコントロールできなくなるかもしれない。抗がん剤を使うようになれば生活の質は大きく低下する。動けない。食べられない。世話だけをされる。人の役に立てない。迷惑をかける。周囲の負担になる。

自分が独立した存在でなくなり、自分自身を自分の意思でコントロールできない。何かを生み出すこともできず、自分が人というよりも「物」になり、社会の重荷になる。そうすると、自分は無価値であると考え、存在に意味を見いだせなくなる。

時間性・自律性に加えて関係性も失う。人は人との関係性の中で生きている。死ねばその関係性のすべてが失われる。家族を失い、友人を失う。人間は自分一人で死ぬ。

その虚無感は究極の悲しみに満ちているだろう。

人は長い時間をかけて、人との間に関係性を積み上げていく。結果として積み上がるのではなく、積み上げるために人は生きているとも言える。うれしいとか悲しいとか、そういう感情が湧く理由は、人が周囲との相互反応の中で心を動かしているからだ。ぼくらが死にたくないと思う最大の理由は、関係性が断ち切られること、つまり最愛の人にもう会えなくなるからだ。

時間性・自律性・関係性の三つがスピリチュアルペインの大本にある。身体的苦痛や心理的苦痛、社会的苦痛は医療関係者のケアによって相当な部分を解決できる。だが、スピリチュアルな痛みは根深い。

ぼくの母校の大先輩である山崎章郎先生は、スピリチュアルペインを解きほぐすために「関係性」の問題を重視している。自己は他者との関係性がなければ存在しないとさえ言える。他者がいるから自分がいるのだ。他者というのは人間に限定されない。自分の愛する趣味も嗜好も環境も社会も、大切な他者である。こうした他者がいて、人は拠り所を得ることができる。真に拠り所となる他者が存在していれば、人は喜怒哀楽を感じ、生きる意味や自己存在の意味を見出すことができる。

したがって、真に拠り所となる他者がいないと、自己の全存在が否定されることになる。だからスピリチュアルペインとは、「真に拠り所となる他者の不在の結果生じる、その状況における自己と他者との関係性のあり様が肯定できないことから生じる苦痛」ということになる。

この苦しみから逃れるためにはどうしたらいいのだろうか？ 原因が「真の拠り所となる他者の不在」なのだから、誰かがその他者となって苦しんでいる人のそばにいればいいということになる。真に拠り所となる他者とは、もっと具体的に言うと、「当事者の思いに、共感しながら、ひたすら耳を傾けてくれる人」ということになる。つまりスピリチュアルペインに苦しんでいる人にとって必要なのは、誰かの傾聴ということだ。

傾聴という言葉は医療の世界では手垢が付いてしまっている。それくらい多用されている。看護師さんがつける看護記録を読むと傾聴という言葉が頻出する。だがここで立ち止まってよく考え直してみると、傾聴とは一体どういうことになるのだろうか？

ぼくは、がんの子どもの親たちと無限に（それこそ時間を区切らないで）話をしてきた。治療の具体的説明などの医療内容が大半だったが、先の例に上げたように親の苦しみにも耳を傾けてきた。「先生の生身の声を聞かせてください。うちの子をどう思っているのか、人の親の立場からの声を聞きたい」と言われたこともあった。

傾聴とは患者が話しているのを、黙って真剣に聞いていることではない。聞くだけなら誰にもできる。医療者が行う傾聴とは、患者家族の言葉を引き出すことだとぼくは考える。患者家族の心の中には恐怖とか不安とか苛立ちとかいろいろな感情や思いがあるだろう。だけどそれらは言葉という形にまだなっていないことが多い。その未成熟な液状の言葉を、患者家族から引き出して、言葉という形に固めて表に出させるのが傾聴ではないか。

ぼくのがんは再発したとはいえ、ぼくはまだ死の際にはいない。千葉医療センターには緩和ケア科があるが、まだその出番ではない。だからぼくが自分自身の喪失に怯え、自己存在の意味を見いだせなくなったときに、緩和ケア科の誰かが真の拠り所となって現れるということはない。では、誰がスピリチュアルケアをしてくれるのだろうか。それを家族（妻）に求めれば、あまりにも重荷になるだろう。そうであれば、自分自身がスピリチュアルペインに向き合うしかないだろう。

自分で自分のケアができるか、ぼくには自信がない。でもやってみよう。ぼくはこれまで手帳に通院や入院などの記録を書き込んできていたが、2回目の手術を前にして自分の心の中身をノートに書き出すことにした。そしてその声に耳を傾けてみようと決めた。書くことによって、自分の心の中にあるものが形となって立ち現れ、その悲しみや不安や怒りといった感情の炎を鎮められるかもしれないと、自分に言いきかせたのだった。

## 2回目の手術

手術を控えて体調が悪くなった。前に述べたが、ぼくには原因不明の左腕のしびれという病気がある。リボトリールという抗てんかん薬を飲んでもう6年になるのだが、まれに調子が悪くなる。

左の首筋から肩、肩から左手の指先までビリビリとしびれる。そのしびれがあまりにもうっとうしいので、常に左腕をブルブルと振っている。患者の胸を聴診するときも、右手で聴診器を持ちながら、左腕はダラリと下げた状態でブルブル振っているのだった。内服薬の量を増やそうかとも思ったが、手術を前にしてそれはやめた。

腕がしびれると、体のバランスが崩れるのか、首のしびれは痛みに変わり、腰まで痛むようになった。もしかしたら寝違えとぎっくり腰が同時に加わったのかもしれないが、そんな偶然はそうはないだろう。おそらくしびれがすべての原因だ。こんな大事なタイミングでしびれが再燃するとは本当に気づまりになる。

入院準備は今回も妻が全部やってくれた。ぼくの仕事は内服薬をケースに詰めることと、読書のために本を選ぶことだけだ。いつもはノンフィクションばかりを読んでいるが、この入院は西村賢太さんの『蠕動で渉れ、汚泥の川を』（集英社、2016年）にした。この作家の本はときどき無性に読みたくなる。

2017年6月1日、木曜日、入院日の朝、ぼくはブログに〈自宅で死ぬか病院で死ぬか〉という文章を書いた。「ぼくが治らない大病をしたら、ある程度は病院で治療を受けたいけど、もう治癒が見込めなくなったら自宅に帰りたいな。（略）どんな人でもいつか必ず不治の病に冒されます。だけど今の考えとしては、もうちょっと生きていたいな」

妻はぼくのブログを読んではいないが、こうした思いは直接言いにくい。いつかきちんと話し合わなければいけないことだが、今は文章で残しておこう。万が一のときは、この文章を読んでくれるかもしれない。

入院の日、ぼくは一人でタクシーに乗って千葉医療センターに向かった。4階の病棟に到着すると前回と同じように、看護師さんが病棟の構造を説明してくれる。今度の看護師さんは背の高い男性だ。ぼくのことを医師だと知っているようで、「ミイラ取りがミイラになっちゃいました?」などと、よく意味の分からないことを笑顔で語りかけてくる。

今回も個室を申し込んだが、上位グレードの個室は一杯だったらしく、応接セットなどはないベッドだけの狭い個室だった。これでは歩き回ることもできない。ただベッドに座って読書をするか、テレビを見るかである。例によって売店に行って必要な物品を揃えると、もうやることがない。前回は全身麻酔だったから前日入院はやむを得ない部分があったが、ルンバールで前日入院はさすがにどうなのかと思ってしまう。まったくやることがないので、西村賢太さんの本を読む。

夕方になってサト先生たちが回診に現れた。

「お、今回は普通の個室だね。前回はすごく広い部屋だったのでよく覚えているよ。あの部屋を使う患者はめったにいないんで。ところで、どうかな、調子は?」

「大丈夫です。特に変わりはありません」

左腕のしびれのことは言わなかった。言っても対応策がないからだ。先生は、うんうんとうなずいた。

「手術前に聞いておきたいこと、ある？」

「だいたい手術のイメージは分かります。お任せしますので、よろしくお願いします」

サト先生はニッコリ笑顔を浮かべながら、若い先生たちを引き連れて病室を出ていった。

夜になり、スマートフォンで妻に電話を入れる。こういうとき、妻は変に心配したりしない。いつもの調子で何てことのない会話をする。普段と違うことを言われたらこっちもナーバスになるので、これでいい。23時にドグマチールとリボトリールを飲んだらゆっくりと眠気がやってきた。

翌朝、5時30分に目覚めた。指示通り、6時に降圧剤を3剤飲む。水分摂取はこれが最終だ。顔を洗ってベッドに座っていると、7時過ぎに看護師さんがやってきた。弾性ストッキングを履き、浴衣形式の手術着を前後逆さまに着る。ルンバールなので、背中が開く形にしたのだ。点滴は手術室で入れるようだ。バイタルチェックを済ませると準備完了だ。

8時30分になって病室に妻が現れた。ホッとする。前回は妻と一緒に手術室に入ったが、今回、妻は先に病室を出て家族控室で待機するという。それまで20分くらい次女の学校の話などをしてから、妻は「じゃあね」と手を振りながら部屋を出ていった。

8時55分に看護師さんと一緒に手術室に向かう。手術室に入ると、サト先生と二人の若い医師が待っていた。まずモニターが装着され、続いて点滴が入れられた。次はルンバールである。

「じゃあ、右側臥位になってください。体を丸めて」

この辺の要領はだいたい分かる。ルンバールは、小児外科では行わないが、成人外科の研修での経験ならある。それにぼく自身が40歳のとき、解離性脳動脈瘤で倒れた際に、くも膜下出血の有無を確認するために腰椎穿刺を受けた経験があった。ぼくは丸まって自分の臍を見つめた。消毒をしているのだろう、冷たい感触が背中に広がっていった。

「ここをこうして……」とかサト先生の声が背中から聞こえてくる。これは若い先生のためにぼくを練習台にするパターンだ。まあ、仕方がない。背中にチクッと局所麻酔の痛みが走ったあとに、針がグイっと背骨の間に押し込まれる感覚がくる。だがスムーズにいかないようで、針が入ったり出たりしている。

「ああ、じゃあ、代わろう」とサト先生が呟き、ぼくにはっきり聞こえるように「松永先生、ごめんなさい。ぼくが入れますから」と告げられた。

サト先生は一発で的確な深さに針を入れたようで、麻酔液を注入している雰囲気である。しばらくすると、「対位を変えますから、自分では動かないでください。こちらですべてやりますから」と看護師さんが説明してくれる。ぼくは手術室のスタッフのみなさんにすべてお任せした。

だけど……これって麻酔がちゃんとかかっているのかな？　下半身には感覚が残っていて、しびれたような感じがない。砕石位《さいせきい》という、女性でいう分娩のときのような体位に体が固定されていくが、あまり麻酔がかかったという実感がない。

しかし準備はどんどん進み、ぼくのお腹のあたりにはスクリーンがかかって下半身は見えない状態になった。膀胱鏡のモニターも見えない。立花隆さんの『がん　生と死の謎に挑む』で、立花さんは手術中にがんの切除の様子をモニターで見ていたと書いている。ぼくもぜひ見たいと思ったが、残念ながらモニターはスクリーンの向こう側だった。

サト先生がモニターのスイッチを入れて画像をチェックしているような音が聞こえ

てくる。そしてそれに続けて「あれ、何も映らないな」という声も。看護師さんに「これをここにつないで……」とか言っている。なんだかイヤな雰囲気になってきた。しばらく器械をガチャガチャいじっていたが、「これはダメだ。隣の部屋から別のモニターを持ってきて」というサト先生の声が聞こえる。

ぼくは助かったと思うと同時に早くして！　と心の中で叫んでいた。あまり時間がかかってしまうと麻酔が切れてしまうのではないだろうか。

ほどなくしてゴロゴロと車輪が転がる音がして新しいモニターが到着したことが分かった。コードを抜き差ししている音がカチン、カチンとしているうちに看護師さんから「あ、映りました」と声が上がった。もうすでにここまで30分くらいは経っている。すぐに手術を始めてほしい。

「じゃあ、消毒します」と若い先生の声がすると、下半身にペトペトと液体が塗られていくが、けっこう感覚がある。これって大丈夫なのかと不安になる。布を被せられて、いよいよ手術開始だ。サト先生が「始めますよー」と合図をする。

一瞬身構えたが、膀胱鏡が入ってくる感覚は分かったものの、痛みは感じなかった。検査で使う膀胱鏡に比べて、手術用はサイズがひと回り以上太い。痛みを感じなくて、ぼくはホッとした。

しばらくすると、ピー、ピーと電子音がする。これは電気メスが腫瘍を焼き切っている音だろう。何度もピー、ピーと音が鳴る。なかなか終わらない。これは思っていたより、はるかに時間がかかっている。こんなに長い時間がかかるのだろうかと不安と疑問が湧き上がる。

どれくらい時間が経っただろう。ようやくサト先生が「これで終わりです」と手術終了を告げた。ぼくは砕石位から解放され、手術台に脚を伸ばした。スタッフのみんなに担がれてストレッチャーに移乗すると、ぼくの目の前にサト先生が顔を出した。

「ちょっと時間がかかっちゃったね。あとで説明するけど、腫瘍が6個、7個に増えていたんだ」

「え！　そんなにですか？」

「全部、取り切れたと思っているから」

「……」

どうりで時間がかかったはずだ。もう少し詳しく話を聞きたいが、今はその時間はない。ストレッチャーが動き出して、ぼくは病室まで運ばれていった。妻もぼくのすぐあとに部屋に入ってきた。

ぼくは水平に寝かされた。枕もなしである。看護師さんが早速バイタルチェックをしていく。

「術後4時間はベッド上で水平安静になります。その間、飲食は禁止です。水も飲まないでください。4時間経過したら、また見に来ますので、その時点でベッドの上半身側を上げていただいて大丈夫です。膀胱にバルーンが入っていますから、基本的に床上安静です」

ぼくは「分かりました」と返事した。

水平安静の理由は、ルンバールによる髄液の流出を防ぐためだ。髄液が漏れると頭痛やめまいがひどくなったりするので、やむを得ない。

妻が「大丈夫?」と聞いてくるので、膀胱鏡の痛みはないので「大丈夫だよ」と返した。しかし、点滴と膀胱バルーンが入って身動きが取れず、水平に寝ている状態を続けるというのは、時間の経過とともに耐えがたくなっていった。おまけに手術前から首と腰と左腕が痛くてしびれていたのに、体位を変えられないとよけいにしんどくなる。まるでベッドに縛り付けられているような感覚になり、体だけでなく精神的にも圧迫感を覚える。

妻には心配をかけたくないので、「もう帰っていいよ」と帰宅を促した。妻がいなくなると、本当に一人ぼっちで拘束されている感じが増した。

午後になって看護師さんが来室し、水平安静を解除されたときは、本当に天国だった。ベッドのコントローラーを操作して、上体を斜めにしたり、座位を取ったりすると、腰の痛みや腕のしびれが楽になった。ただ、麻酔が切れてきたせいか、座位になると会陰部に膀胱バルーンの管が当たってかなりの痛みと違和感があった。でも、水平安静よりはるかにましである。

夕方になってサト先生が回診に現れた。

「どうですか、痛みは？　大丈夫？」

「おかげさまで何とか。でも水平安静は想像以上につらかったです」

サト先生は小さくうなずくと、手術所見について切り出した。

「それで、腫瘍なんだけど……4月の膀胱鏡では、膀胱の頂部に四つあって、最大のものは10ミリ弱、そのほか三つは数ミリだったよね。今日の段階で一番大きいものは、10ミリを超える大きさになっていた。そのほかの三つも少し大きくなっていた。そのほかに、膀胱三角部（尿管口と尿道口の間）に、新たに3ミリくらいの腫瘍が2個、ちょっとした盛り上がりが1個あった。全部取ったので、病理で調べるけど、腫瘍は、6個または7個という感じかな。一番小さいものは、もしかしたらがんじゃないかもしれない」

「……それは急速に進行しているということですか？」

「うん、まあ、そういう言い方もできるかもしれないね。ただ、腫瘍はすべて表在性の形状をしているから、今はあまり悲観的に考えなくてもいいと思うよ。ただ、腫瘍のグレードが低くて良性に近いということはないと思うよ」

「……」

そこでサト先生は少し考え込む表情になった。

「抗がん剤を使った方がいいかもしれないね」

「え！　抗がん剤ですか？　何を使うんですか？」

「ピノルビンかな」

「ＴＨＰ-アドリアマイシンのことですね？　いつから始めるんですか？」

ＴＨＰ-アドリアマイシンは、ぼくが神経芽腫や肝芽腫の子どもたちにさんざん使った抗がん剤だ。

「まずは、病理検査。すべては病理の結果を見てからだけど、膀胱内投与をした方がいいかもしれない」

「膀胱の中にって、どういうふうにやるんですか？」

「外来で。シリコンカテーテルを膀胱の中に入れて、薬を注入するんだ。ま、それは退院してから外来でじっくり相談しよう」

ショックだった。ぼくは気を取り直して質問した。

「膀胱バルーンはいつ抜けますか？　明日ですか？」

「いや、明日はそのままにしよう。7か所削ったからね。明後日に抜去して、問題なければその日のうちに退院にしよう」

明日も一日中バルーンが入っているかと思うと何とも憂うつだった。だがそれ以上に抗がん剤の話が気になる。膀胱内の注入ならば副作用は出ないと思うが、少しは血中に移行するかもしれない。抗がん剤治療をするならば、どれくらいの頻度で通うことになるのだろうか。クリニックの診療はちゃんとできるのか不安になる。しかしこの日は、サト先生と抗がん剤治療に関してそれ以上話をしなかった。

翌3日、土曜日になった。バルーンが入っているので、ベッドを離れて動くことができない。寝ているか座っているかだ。ルンバールの影響か、軽い頭痛がある。相変わらず首と腰に痛みがあり、腕に痺れがある。もう、あちこち痛くて、うんざりという感じである。

看護師さんがバイタルチェックに来てくれるときだけ気分転換ができた。やはり看護師さんの存在はありがたい。だけど食欲はなく、出された食事は半分くらい残した。

持ってきた本は夕方には読み終えてしまった。あと1、2冊持ってくればよかったと後悔した。

4日、日曜日。朝の8時に若手の医師が病室に来た。これからバルーンを抜くという。前回はバルーンを抜くときに鋭い痛みがあったので、今回は油断しないように、口を軽く開けてお腹でゆっくりと呼吸した。ズルリと抜けたが、激痛というほどではなかった。医師は、このあとまずゆっくりと歩行してみること、そして尿を紙コップに採るようにと説明してくれた。そして問題がなければ、午後に退院ということだった。

48時間ぶりに自分の足で立ってみる。特にフラつきはないし、頭痛もひどくない。尿の色はレンガ色だったが、鮮血ではなかった。この日、ぼくはタクシーで自宅に帰った。

## 術後化学療法へ

退院して翌日の月曜日から診療を再開した。それまで休診にしていたせいか、この日は80人以上の患者が来た。手術による体力の低下を感じることはなく、朝から夕方までしっかり診療した。しかし、血尿が少し出る。真っ赤というわけではないが、尿の中に赤い液体が少し混じる。排尿に伴う痛みもあった。

勤務を再開して3日後に、出版社から『呼吸器の子』（現代書館、2017年）の見本が10冊届いた。膀胱がんの闘病とともに書き上げた本なので、何とも嬉しい。大手の出版社から出た本ではないが、関心のある人は必ずいるはずだ。一人でも多くの人に読んでもらいたい。そして難病と闘っている家族の勇気になってほしい。

6月16日、手術からちょうど2週間が経った。この日は、日本文学振興会による大宅壮一ノンフィクション賞の贈賞式だった。招待状を受けとったのはかなり前で、一応出席の返事は出していた。クリニックはあらかじめ午後休診としていた。体調が悪ければキャンセルすればいいと考えていたが、これなら行けそうである。受賞したのはジャーナリストの森健さん。ぼくの飲み友だちである。行かない手はない。東京の有楽町電気ビル・日本外国特派員協会を目指した。

電気ビルの20階に上がって、まずはトイレに行く。けっこうはっきりした血尿とともに、血液の塊が2個、3個と出た。せっかくのお祝いの時間なのに、いきなりイヤな気分になる。電車に揺られたことで、手術で焼き切った部分のカサブタが剝がれたのかもしれない。

贈賞式には大勢の人が出席していた。200人くらいだろうか、いや、300人くらいいるかもしれない。ぼくは最前列に陣取って、森さんに手を振ってデジカメで何枚も写真を撮った。表彰式が終わって立食パーティーになったが、森さんの周りにはたくさんの人がいたため、ぼくは近寄れなかった。また今度ゆっくり飲もう。

帰宅してトイレに行くと、また血の塊が二つ出た。薄い血尿も出る。これはもう、電車に揺られたためだ。間違いないだろう。長い移動は少し控えた方がいいようだ。

血尿も気になるが、病理の検査結果が気になる。がんが7個に増えているとはまったく予想していなかった。再発したという事実で頭がパンクしそうだったため、その間にがんが進行する可能性にまで考えが及ばなかった。

7個のがんのうちどれか1個でも筋層に浸潤していれば、膀胱全摘になる。おまけに検査から手術までの間にがんは大きさも増している。坂を転がる雪玉みたいだ。抗がん剤のことも気にかかるが、まずは筋層に浸潤していないかどうかが、最大の懸案である。

サト先生は手術のあとに、悲観的にならなくてもいいと言ったが、安心な気持ちにはとてもなれない。がんが短期間で進行したというのは、やはり怖い。腫瘍の一つに血管が乗っていたために血尿があった。だから膀胱鏡を受けて診断がついた。もし、血管を破っていなかったら、がんは知らないうちにどんどん進行していた可能性がある。それを考えるとゾッとする。血尿が出たことは幸運だったのだ。

6月21日、手術からおよそ3週間後、ぼくは千葉医療センターを受診した。予約は14時だった。珍しく今日は、ぼく以外に患者の姿がない。これならばサト先生とじっくり話ができるかもしれない。診察室に呼ばれると、サト先生は椅子を勧めてきた。

「退院後はどう?」

「まだ少し痛みがあります。薄い血尿もありますし、コアグラ(血の塊)も何度か出ました。でも元気に働いています」

「うん、まあ、7か所削ったからしかたないかもしれないね。でも、そろそろ治るんじゃないかな」

「ええ、昨日も血尿がありましたが、かなり薄かったです」

「それで病理の結果だけど」と言いながらサト先生は電子カルテを開いて、病理検査のページのタブをクリックした。そして静かに話し始めた。

「結論から言うと、手術で摘出した7か所、すべてがん細胞だった。1個は小さかったのでどうかと思ったけど、やはりがんだった。グレードは、すべて異型度(悪性度)

の進んだもの。ただし、表在性の腫瘍で、筋層への浸潤はなし」

ホッとしたと同時に、7か所すべてがんという診断に背筋が寒くなるような感覚が湧き上がった。

サト先生は、急に厳しい表情になった。

「初回の手術から2年で再発、それも多発、グレードも悪性度が高いし、ハイリスクと考えなくちゃダメ」

先生は白衣から分厚い手帳を出した。これは医師がよく使うアンチョコだ。

「腫瘍の数、大きさ、再発頻度、進展度、上皮内がんの合併、異型度から、リスクのスコアを計算できるんだ。松永先生の場合、腫瘍が進展する可能性が、1年で5%、5年で17%あるという計算になる。今後、再発する可能性は60%から80%くらいだと思う」

「……」

腫瘍が進展するというのは、筋層に浸潤するか転移をするということだ。5年以内に17%というのは相当高い。この数字はきつい。

「それで、先生、抗がん剤治療ですか?」

そこでサト先生は、病理検査の結果をプリントアウトし、裏にボールペンでいろいろと書き始めた。

「膀胱内に注入するのは、一つはピノルビン。抗がん剤だよね。これを週に1回のペースで2回、2週に1回のペースで7回、4週に1回のペースで3回。合計12回、全部で6か月くらいかかる。もう一つの方法は、BCGを膀胱内に入れるんだよね」

BCGの膀胱内注入療法は、ぼくも医学書で簡単に読んでいた。BCGとはもちろん赤ちゃんに腕に注射するウシの弱毒結核菌のことだ。膀胱の中にBCGを入れると、なぜがんの再発や進展が抑えられるのか正確には分かっていない。おそらく免疫反応を引き起こすことで効果を発揮するのだろうと言われている。

「BCGは、まず導入療法として週に1回、6回から8回やってみる。7回目、8回目をやるかどうかは経過を見ながら。そしてその後に維持療法として1年から3年かけて、3か月ごとに週1回で2、3回くらいのペースでできるところまで継続していく形になるんだ」

「サト先生、導入が6回から8回とか、維持が1年から3年とか……なんでプロトコール（治療の手順）がきちんと決まっていないんですか？」

「それは実際に続けられるかどうか、やってみないと分からないからなんだよ」

「副作用ということですか？」

サト先生はうなずいた。

「ピノルビンもBCGも頻尿とか痛みとか、まあ、それと血尿とか……膀胱炎様の症状が出ることがある。だけど、ピノルビンは大したことはない。BCGの場合、大なり小なり、症状が出ることが多いんだ」

「効果はどうなんですか？　どっちが効くんですか？」

「データとしては、BCGの方が再発や進展を防げる確率が高いということになっている。どちらかをやった方がいいよ。どうする？」

「うーん」

ぼくは考え込んだ。「どうする？」と聞かれてもすぐに返事はできない。効果が高い方がいいに決まっているが、副作用が強いと言われると二の足を踏む。だが、これ以上再発するのはもうごめんだった。

だが待てよとぼくは考えた。がんの子どもに抗がん剤を1年以上も使うのは、体の中、つまり血液とかリンパ液の中にがん細胞があるからそれを根絶するために行うのだ。では膀胱がんはどうか？　今、ぼくの膀胱粘膜には、がんの芽みたいなものはあるのか？　膀胱がんは時間的・空間的に多発するという。ならば、今は芽がなくても将来発がんするかもしれない。だったら、短期間で治療を終えるピノルビン療法にはあまり合理性がないということになる。

ぼくはそうした疑問をサト先生にぶつけた。

「そう、確かに膀胱がんは時間的・空間的に多発するから、将来をどこまで保証できるかは難しい。だけど、手術で飛び散ったがん細胞を殺すとか、肉眼では見えないがんを殺すとか、手術の取り残しのがんを殺すとか……そういう意味もある」

すると、たとえ半年のピノルビン療法でも十分に意味があるということになる。半年病院に通うのはなんとか続けられそうだが、3年間通うのはつらい。おまけに痛みが出るのはイヤだ。ピノルビンの方がいいかもしれないが、決めきれない。そこでぼくはこう訊いた。

「先生だったら、どっちを選びます？」

サト先生は、どちらにするとも言わなかった。ピノルビンとBCGの利点と欠点をもう一度復唱した。ぼくは、自分がバカみたいに思えた。小児がんの専門家を自認する自分が、治療を主治医に丸投げしてどうするのか？ 日本では真の姿としてのインフォームド・コンセントが進んでいない。その理由は、医師にも患者にも医療のパターナリズム（父権主義）があるからだ。医師は十分な説明をしないで自分に任せろと言うし、患者も自分で判断できずに医師に甘えてしまう。その甘えた姿が自分そのものだった。

自分で決めなければいけない。一番大事なことは何だろう？　それはもう二度と再発しないことだ。それにはBCGしかない。今後もぼくは膀胱鏡を受ける気はない。BCGを継続できなければ途中でやめるという選択肢もある。なるべく長く治療を続けて再発を抑えることが自分にとってベストだろう。ぼくは決めた。

「BCGでお願いします」

「うん、分かった。じゃあ、再来週から始めよう。とりあえず6回を目標にしよう。マックスで8回やるかもしれない。それは経過を見ながら。イムノブラダー膀注用80ミリグラムというのを使うからね。ウシ型結核菌の弱毒化したもの。これが薬の添付文書。それからキッチンハイターを用意しておいてね。膀胱内に薬を注入して2時間は尿を溜めていて。自宅に帰って排尿するときは座ってしてね。飛び散らないように。排尿したら便器の中にキッチンハイターを200ミリリットル入れて、5分放置してから流して」

「先生、結核菌を使って、ぼくから人に感染しないんでしょうか？　診療していて子どもにうつるってことはないですか？」

「あ、それはない。大丈夫」

そしてサト先生はBCG治療のパンフレットを持ってくるように看護師さんに頼んだ。それを広げて説明してくれる。

「一応、もう一度、副作用について説明しておくね。よく見られる症状として、頻尿、排尿時の痛み、血尿がある。でも、2、3日で収まる。37度から38度の熱が出ることもあるけど、1日か2日で収まる。

それから……まれな副作用なんだけど、要注意というのがある。一つは間質性肺炎。めったに起こらないけど、これはヤバい。もう一つは、結膜炎と関節炎と尿道炎が起きることがある。この三つを合わせてライター症候群と言うんだけど、聞いたこと、ある？」

「うーん、あるような、ないような。ちょっと分かりません」

「一応、そういう合併症があるから知っておいて。このパンフレット、ページをめくると日記帳になっているから、痛みとか体温とか、BCG注入後、毎日記録してね」

「分かりました。カテーテル、膀胱に入れるとき、痛くないですよね？」

サト先生はニッコリと笑い、ぼくの背中をポンポンと叩いた。最後にぼくはもう一つだけ質問をした。

「先生、一般的に……なんですけど、膀胱全摘して回腸導管をつくる手術を受けるとすると、入院期間ってどれくらいになるんですか？」

「回腸導管？　そうだね。早くて2週くらいで回復できるんじゃないかな。手術前後の準備を入れて3週間くらいの入院になると思うよ」

「意外と短いんですね。ぼくは2か月くらい復帰できないのかなと思っていました」

「そこまではかからないよ」

ぼくは先生にお礼を述べて診察室を出た。

家に帰って、ぼくは妻にBCG療法について説明し、キッチンハイターをトイレに置いてくれるように頼んだ。妻は「うまくいくといいけど。いいこと、ありますように」と笑顔を向けてくれた。本当にそう思う。もうこれ以上、手術はしたくない。再発は絶対にイヤだ。

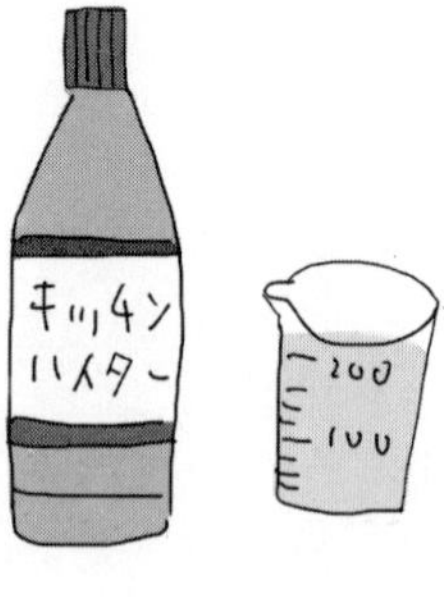

## BCG膀胱内注入療法には不安がいっぱい

ぼくは、BCG療法が今後の経過の鍵を握ると思うようになった。そういえば医学書を買い込んだのに精読していなかったことに気づき、土曜日の午後に書斎でじっくりと読み返した。

BCG導入療法を行った患者に対して、その後、維持療法を行ったグループと行わなかったグループに分けた臨床試験があった。維持療法は3年間27回の治療を行う。その結果、維持療法を行った患者は、無再発生存期間も無増悪生存期間も有意に延長したという。やはり治療をすればするほど、効果が上がるのだ。

しかし気になる記載もあった。BCG維持療法の完遂率はわずか16％だったというのである。つまり副作用が途中でかなり強く出るということである。これはやはり気になる。痛みや血尿もイヤだが、最終的に治療が継続できないことになると、また再発を心配しなくてはいけない。

化学療法は効果があればあるほど、副作用もある。それは自分が小児がん治療でさんざん経験してきたことだ。医学書だけでは物足りない。ぼくは禁を破ってネットで検索することにした。「膀胱がん」「ＢＣＧ」「副作用」と入力してみると、個人のブログや医学論文などがたくさん見つかる。

それを読んでいるうちに、やはりＢＣＧ治療は3年も続けるのは相当難しいと分かってきた。個人のブログには膀胱炎の症状がつらいという話が綴られていた。医学論文には度重なる治療の結果、膀胱が萎縮して使い物にならなくなり、膀胱を全摘したという報告もあった。なぜ、そこまでひどくなる前に治療をやめなかったのだろうか。膀胱萎縮の論文を読んで、ぼくも気分が萎縮した。そういうときは、ネットを離れて医学書を読もう。

自分の治療と関係ありそうなページをめくっていると、「筋層非浸潤膀胱がんに対する膀胱全摘術」という項目があった。筋層に浸潤していなければ膀胱全摘にならないはずである。これは一体どういう意味だろうか。すぐに読んでみる。

それによると、「筋層非浸潤膀胱がんが浸潤がんに進展した場合、膀胱全摘の適応になるが、その場合30～50％が死に至る。一方、筋層非浸潤がんの段階で膀胱全摘を行った場合、5年生存率は80～１００％と良好である」と書かれている。

え、なに！　途中で膀胱全摘にスイッチした場合、死亡率が30～50％に及ぶとは！

したがって、がんの悪性度が病理的に高いケースやＢＣＧ治療に効果が見られない場合、膀胱を全摘すべきであると書かれている。やはりぼくの膀胱は時限爆弾のようなものなのだろうか。これを読んで、ますますぼくの気分は萎縮した。

ＢＣＧ膀胱内注入療法には不安だらけである。副作用も怖いし、効かないことも怖い。いったいこのあと、自分はどうなってしまうのだろうか。

そう言えば、立花隆さんの本の中に、膀胱がんの再発を予防するためにビオラクチスという薬を泌尿器科の主治医から処方され飲んでいるという記述があった。ビオラクチスとは乳酸菌製剤である。これにはもちろん科学的な裏付けがある。膀胱がんの患者にビオラクチスを飲んでもらうと、飲まなかった患者と比較して、有意に再発率が低かったという科学的データがある。

これも広い意味でＢＣＧ療法と同じく免疫療法の一種である。この薬を毎日内服することで免疫系を活性化して、がん細胞の芽を摘むと考えられているのだった。ビオラクチスは薬価も安い。1日分で約19円。もちろん副作用もない。毎日ヤクルトを飲んでいるのと同じだから、腸の健康にもいい。ぼくもこれを飲んでみたい。

サト先生に相談したいが、次の予約の日まで時間がある。思い立ったらすぐに実行に移したくなるのが、がん患者の心理だ。うちのクリニックで自分に処方してしまえば早いのだが、こういうのは自家診療といって医事法で禁じられている。それを許せば、おそらく医者が自分のクリニックをジャンジャン受診して儲けてしまうからだろう。

だが、不思議なことに、薬を問屋さんから直接買うことは許されている。もちろん保険は効かないから原価での値段になる。そしてこれを自分に使っても法的にはまったく問題ない。ぼくは、クリニックに出入りしている問屋さんの担当者にメールを書いて、週明けにビオラクチスを一箱持ってきてくれるようにお願いした。頼むから効いてくれ。

週が明けて、またいつものように日常の診療が始まった。患者は毎日60人から80人くらいが受診する。もう腰痛もなくなっていたし、首から左腕へのしびれも消えていた。血尿もないし、排尿時の痛みもない。診療のときは愛想笑いの一つもできないぼくだけど、こんな医者でも頼りにして来てくれる患者家族がいる。その人たちのためにも、ぼくはがんを治さないといけない。

しかし、そういう強い気持ちは、診療をしている間だけだった。昼休みとか診療後になると、不安な気持ちが押し寄せてくる。ビオラクチスを飲み始めたものの、当たり前ではあるが、何の効果も実感できない。これで体が軽くなるとか、気力が漲《みなぎ》るとかがあれば、薬効を信じることができたかもしれない。しかしそういう雰囲気はまったくなく、4月に再発したときの憂うつな気持ちがまたもや襲ってきた。

週末に友人と鱧《はも》料理を食べに行ったが、いつものように鱧の美味しさが分からなかった。酒も苦かった。飲んでも酔わず、遅い時刻に帰宅すると、ノートを広げて自分の気持ちを書き出してみた。

「先が見えない」「どうなるのか分からない」「痛いのはイヤ」「再発が怖い」「トイレが赤く染まるのを見たくない」……。

今の気持ちを一言で集約すれば、「不安」である。なぜ、こんなに不安になるのだろうか。よく考えてみると、それはBCG治療がうまくいっても、いかなくてもいい結果が得られないような予感がするからだ。

BCGが劇的に効けば、副作用も強く出る。この世の中にはそれが原因で膀胱機能を失った人もいる。BCG療法が奏効しなければ2回目の再発が襲ってくるかもしれない。そうなると、もう制御がかからない状態になるような気がする。BCG抵抗性の再発ならば、膀胱全摘を考えなければならない。つまりどっちに転んでも、今の状態はかなり悪いということになる。

なぜこんなことになってしまったのかと、思考が後ろ向きになる。初回の手術の直後に抗がん剤を膀胱内に入れておけば、再発は防げたのではないかなどと、考えてもしかたのないことを考えてしまう。サト先生は、最初の診断のときは、「90％は治りますよ」と楽観的な態度だったが、7か所に再発すると一転して「ハイリスクです」と厳しい表情だった。あのギャップには、ちょっと納得できない気持ちも湧く。

クリニックの休診日に妻を車に乗せて郊外のショッピングセンターへ行く。もっと近い距離にもショッピングセンターはあるのだが、軽いドライブを兼ねて郊外まで行くのは、ぼくにとってルーチンのような気分転換になっている。

助手席の妻とは、家庭ではできない話をすることが多い。それは主に、長女と次女の未来に関する自分たちの夢を語るような内容だ。夫婦二人で親バカになって、子どもたちが将来こうなってくれればうれしいと喋り合う。

子どもたちは誰に似たのか勉学優秀な上に、長女が音楽に、次女は美術に才能があった。そういった才能を生かして仕事についてくれたら、こんなにうれしいことはない。いや、そんなに欲をかかなくても、幸福と実感できる生き方をしてくれればそれだけで十分親としては幸せである。そういう日が来るのを見届けたいねと夫婦で話し合う。

その日、ショッピングセンターで夕食の材料を買い揃え、帰途についた。国道とは名ばかりの田舎道をのんびりと車を走らせる。片側一車線なので、右折車が続くとちょっとした渋滞になる。二人の間で会話が途切れ、車内がラジオの音だけになると、ここ数日ずっと考えてきた治療に対する不安が思わず口をついて出る。

ぼくの話は脈絡がなかった。BCG療法では副作用で膀胱が萎縮し全摘になった人がいることや、BCGが効かなければいよいよヤバいことを、サト先生から聞いた話と自分で医学書やネットから得た情報を混じえて妻に話した。

妻は黙ってぼくの話を聞いていた。時折、小さく頷きながら。ぼくにはそれが、「もっと話していいよ」と言っているように感じられた。

「初めて膀胱がんの診断がついたとき、膀胱鏡がメチャクチャ痛かったので、アンジェリーナ・ジョリーの気持ちが分かったよ。こんなことなら膀胱がない方がいいと思った。でもあのときは、仮定の話としてなければいいと思ったんだけど、今は違うんだよ。本当に取ってしまいたい。医学書にも予防的に膀胱全摘をする選択もあると書いてあったんだ」

「……」

「サト先生に聞いたら、全摘して回腸導管をつくる手術は3週間くらいで退院できるそうだ。クリニックも何とか持ちこたえることができるかもしれない」

「予防的に取るってこと？」

「でも、全摘したら、そんな体で仕事を続けられるかな？　そんな自信はとてもないな」

「……」

「ぼく自身、子どもに手術をして人工肛門や人工膀胱を何度もつくってきたけど、いざ、自分がそういう立場になると人工膀胱になるのはつらい。お腹にパウチを貼って生きられるかといったら、生きていけるとは思うけど、そうまでして生きたくない」

「……」

「生き延びるために膀胱全摘が必要なのかもしれないけど、全摘したら自分は死んでしまう気がする」

「あなた……ちょっと何を言っているのかよく分からないけど、パウチになったら、私がストーマのケアをするよ。膀胱を全摘するのが一番いいのか私には分からないけど、ヤケにはならないで。どんな体になってもいいから、生きて。子どもたちのためにも生き抜いて。お願いだから死なないで」

「……分かった。ありがとう。ごめん」

渋滞が解消されて、車が動き出した。ぼくらは家を目指した。早く家に帰りたいと思った。

帰宅して書斎に入り、妻に言われたことをノートに書いた。ぼくは一番大事なことを見失っていたようだ。生きることが何よりも重要だ。子どもが自立して、自分の生きる道を肯定する姿をこの目で見たい。もしかしたら自分はそのために生きているのかもしれない。サト先生を信じて、最善の治療を選ぼう。信じた以上は、あれこれ余計なことを考えるのはやめよう。最善の治療がストーマだったら、それを受け入れて、ストーマの人生でもいい。

そう思うと、肩の力は抜けて気持ちが吹っ切れた。心を塞いでいた陰うつな黒く大きな影が、たちまち萎んで消えていった。

# 第四章

# 関わりあって生きること

# 燃える尿道

2017年7月5日、千葉医療センターに行き、泌尿器科を受診した。待合スペースには数人の患者がいたが、あまり待たされることなく診察室に呼ばれた。サト先生はいつもの柔らかい笑顔で体調を尋ねてきた。

「どう、特に変わりない?」

精神的にダウンしていたことは恥ずかしくて言えなかった。

「大丈夫です。よろしくお願いします」

「じゃあ、早速始めるからベッドに横になってくれる?」

ぼくは処置ベッドに横になって衣服をはだけた。サト先生は手術用の手袋をはめて、看護師さんにいろいろと指示を出している。

「イムノブラダーを溶解して、40ミリリットルの生理食塩水で延ばして。それからシリコンカテーテルとキシロカインゼリー」

ぼくは医者人生の中でそれこそ何千回と(あるいはそれ以上)子どもの尿道にカテーテルを入れてきたが、自分が入れられるのは初めてである。子どもは痛くても、痛くなくても泣くので、実際どれくらい痛いのか正直なところ分からない。麻酔薬のキロカインをカテーテルに塗るとはいえ、痛くないとは思えない。

「じゃあ、始めますよ」

ぼくは身構えた。

スルスルっと何かが入ってくる感触はあったものの、痛みはほぼゼロだった。そうか。尿道にカテーテルを入れるのは痛くないのか！　ぼくはこれまでカテーテルを入れた子どもたちに、ごめんなさいを言わなくていいのだと安堵した。サト先生は、「それでは注入します」と言ったが、液が膀胱の中に入ってくる感触はよく分からなかった。

「これで終わりです。カテーテルを抜きます。2時間は排尿しないでね」

「先生、体をゴロゴロしなくていいんですか？」

膀胱内に薬液を行き渡らせるためである。

「ま、家に帰ってゴロゴロ転がって」と先生はニッコリ笑った。

よかった。心配していた痛みは杞憂だった。これなら毎週通うことができる。

「じゃあ。今日はこれでもう終わりですか？」

「熱とか出たら病院に電話して。次は1週間後ね」

ぼくはちょっと嬉しい気持ちで帰宅した。少しでも効果があるように、和室の畳の上で、ゴロゴロ体を回転させた。BCG溶液を注入してから2時間ちょうどで排尿し、キッチンハイターで便器を消毒した。

夕食の時間になり、ぼくは妻に缶ビールを出すように頼んだ。妻は「大丈夫なの？」と聞いてきたが、禁止はされていない。「一日の終わりはやっぱりビール」などと言いながら、ゴクゴクと飲んだ。熱っぽい感じもないし、下腹部に痛みもない。これは楽勝じゃないか。

「どうってことないや！」

ぼくはそう言って、缶ビールを妻に向かって掲げた。

この日から、サト先生にもらった日記帳に「痛み」「頻尿」「血尿」のチェックリストと、体温の項目に記入を始めた。平熱だし、何の副作用もない。日記帳は4日付けていったん終了にした。

翌週、7月12日、2回目のBCG療法を受けた。この日も短時間で処置が終わり、ぼくは余裕しゃくしゃくで自宅に帰った。16時45分に注入後2時間で、排尿した。この日も晩酌にビールを飲んだ。飲みながらテレビのニュース番組を見ていると、何か会陰部に違和感がある。これは何だろうか。でも構わずにビールを飲んだ。

尿意を感じてトイレに行くと、尿道にほんの少しだけピリッとした感じがある。まさか副作用じゃないよね。心の奥に芽生えた小さな疑念を打ち消し、手早く風呂を済ませると、ぼくは書斎に入りパソコンを置いた机の前に座った。

ネットで新聞を読んでいるうちに、寒気がしてきた。時計を見ると、21時15分。寒気はしだいに悪寒・戦慄となった。引き出しから体温計を取り出して脇の下に挟む。電子音が鳴って体温計を取り出すと38・0度になっている。これはBCGの副作用だ。

21時45分、悪寒・戦慄はますます強くなり、歯がガチガチと噛み合うようになった。猛烈に寒い。震えながらトイレに行くと、尿が薄く赤い。尿道がジリジリ・ヒリヒリする。これはまずいことになってきた。ぼくは階下にいる妻を呼んだ。

「どうしたの？」

「どうも副作用で尿道炎になっているらしい。ブルフェンを3回分持ってきてくれる？　もう寝る時間でしょ？　あとは自分でどうにかするから先に寝てて」

「明日、仕事でしょ？　大丈夫なの？」

「自分でもどうなるか分からない。消炎鎮痛剤を飲むくらいしか対処法はないから、とにかく時間が過ぎるのを待つよ」

22時45分。1時間経ったが、ぼくはまだガタガタ震えていた。排尿すると、さっきよりはっきりと血液の混ざった尿になっていた。尿道の痛みも強い。ぼくはタオルケットを肩から被った。

23時30分になると、悪寒・戦慄が和らいできた。そのかわり体全体が熱い。体温を測ると38・9度ある。だんだん尿意が近くなる。排尿するたびに血液が濃くなってくる。痛みは尿道だけでなく、会陰部にも広がった。会陰部が痛くて椅子に座ることができない。腰を浮かせたり、座ったりをくり返す。

0時を過ぎて、7月13日になった。全然よくならない。これはいったいどうなってしまうのだろうか。2時にトイレへ立つと、血液だけが出た。尿道から会陰、そして肛門までが燃えるように痛い。書斎に戻っても椅子に座ることができない。椅子の背もたれに手をかけて、体をやや前傾姿勢にして立ち尽くす。10分、20分と立っていると、背骨と両膝に重い痛みがやってきた。

もうこれ以上立っていられない。ソファーに横になるが、腰のあたりの背骨と膝の痛みがきつい。妻にもらったブルフェンを2錠飲む。そのままじっとしていたが、背中と膝の痛みはいっこうに引かない。2時30分にどうにか両膝に湿布を貼った。少し冷んやりして気持ちいいが、膝は湿布の下でジンジン痛みを放っている。

尿意が切迫する。トイレに行くがちょっとしか出ない。書斎に戻るとまたすぐに尿意を感じる。血液だけがチョロチョロと出る。

3時になって体温38・2度に下がった。もしかしたらこのまま解熱するかもしれない。燃えるような尿道の痛みも少し和らいだ気がする。そのとき、目に異物感を感じた。ゴロゴロ・チクチクする。確認したいがこの部屋には鏡がない。おそらく結膜炎も合併しているのだろう。

4時に体温を測ると、37・3度だった。頻尿も収まった感じだ。ようやく暴風雨から抜け出したような心地だった。結局、血尿は16回出た。ただ、背中と膝、そして目の痛みは続いている。出勤まであと3時間しかない。今日は休診にした方がいい。「でも、待てよ」とぼくは思った。ぼくは昔から痛みに弱く、すぐに痛みから逃げようとする。膀胱鏡もがまんできなかったし、水腎症になったときも精神的に参ってしまった。ここは考え方を変えた方がいいのではないか。痛みに負けてクリニックを休んでしまえば、そのまま立ち上がれなくなるような気がする。

ぼくは基本的に仕事人間で、仕事をすることが好きだ。人から「仕事バカ」と笑われたこともある。つまりぼくの最も得意なことは仕事をすることだ。これまでだって、可能な限り働いてきた。この痛みに対処する最もいい方法は、少し無理をして働くことではないだろうか。最も苦手な痛みに対して、それに打ち勝つ方法は、自分の最も得意な働くことかもしれない。痩せがまんして働こうとぼくは決めた。それにぼくを待ってくれる患者家族もいる。

ぼくは書斎のソファーに横になって目をつむった。眠ったか眠れなかったかよく分からないが、時計に目をやるとちょうど7時だった。ぼくは階下に降りていき、妻に「熱は下がったけど、よく眠れなかった」と言った。血尿が16回出たことは、体調がよくなってから話そうと思った。朝食をとったあとに洗面所で鏡を覗き込むと、結膜が真っ赤だった。

慎重に車を運転してクリニックに辿り着く。看護師のAさんを院長室に呼んで、膀胱がんの再発防止の化学療法で、今、強い副作用が出ていること、背中と膝が痛くてたまらないので、診療中に調子が悪そうでも心配しないでほしいと頼んだ。Aさんは「何かできることはありますか?」と訊いてくれた。ぼくは「いや、今は耐える」と無理に笑った。こわばっていたけど。

診療は予想通りにつらかった。ほとんど眠っていないので、頭が熱く、ボーッとする。必死に集中する。目がジリジリするので、電子カルテのモニターを見るのがしんどい。背中も膝も重くだるく痛いので、診察しながら椅子に座った状態で体をウネウネして何とか痛みを軽くしようとする。

この日は患者が多かった。途切れることなく患者家族がやってくるので、院長室で休むこともできない。右手に聴診器を持ち、左手で背中や膝をさすりながらとりあえず午前中の診療を終わらせた。昼までに40人の患者が来院した。

それから急いで院長室に引っ込むと、来客用のミニソファーに突っ伏した。両手をゲンコツにして背骨をゴシゴシとこすった。覚悟はしていたが、それでも想像以上に痛みがきつい。この痛みはいったいいつまで続くのだろうか。そのとき、看護師のAさんが顔を出した。

「先生、大丈夫ですか？　背中、湿布貼りましょうか？」

いや、いくらなんでも背中とはいえ、裸を見られるのは恥ずかしい。

「大丈夫。自分でなんとかするから。それよりお昼休みをとってね」

ぼくは院長室のドアを閉めた。ソファーの中央にフィルムを剝がした湿布薬を置き、ぼくは上半身裸になって、ゆっくりと背中から湿布の上に寝た。いい感じで湿布が痛い部分にフィットした。さらに両膝に湿布をそれぞれ貼り、ブルフェンを2錠飲んだ。目の痛さも気になる。「そうだ今の時間なら」とぼくは思い立ち、クリニックの隣の門前薬局さんへ行った。

「結膜炎みたいになってしまって……ステロイドの点眼薬を譲ってもらえますか」とお願いした。薬剤師さんはフルメトロン点眼薬を棚から出してくれた。料金は受け取ってもらえなかった。

院長室に戻って早速点眼する。すぐに効いたとは言い難いが、シバシバした感じは少し楽になった。尿意を感じてトイレに行くと、血尿はほぼ気にならない程度に回復していた。しかし尿道にはジリジリした痛みがまだ少しある。

昼食のおにぎりを食べて、水筒のお茶をいつもより多めに飲んだ。膀胱の中を洗い流した方がいいだろう。パソコンに向かうと、サト先生にメールを書いた。昨日の21時から起きたことを時系列で克明に綴った。書き終えると急に睡魔がやってきた。ぼくはソファーに横になり、しばし眠った。

気がつくと、13時50分だった。14時からは予防接種と健診である。慌てて起きて、クセの付いた髪の毛を整える。注射と健診の時間帯はけっこうよく体が動いた。少し眠ったのがよかったのかもしれない。痛み止めと湿布も効果を発揮してきたのだろう。

15時に予定の患者の予防接種と健診を終えて、午後休みになった。メールをチェックしたが、サト先生から返事はない。それはそうだろう。病院の先生は忙しい。15時30分から17時30分まで夕方の診察を行って、結局この日は85人の患者を診た。

帰るコールをしてから自宅に戻ると、玄関で妻が出迎えてくれた。「大丈夫だった？」と心配顔だった。そこでぼくは初めて昨夜から今朝にかけて血尿が16回出たことを伝えた。

「それで大丈夫なの？　これからどうするの？」

「分からない。血尿は止まったけど、背中と膝がとにかく痛い。目も痛いし。これってサト先生が言っていたライター症候群かもしれない」

夕食はあまり食べられなかった。ビールも控えた。そういう気分じゃなかった。

夜遅くになってメールをチェックしたらサト先生から返信が来ていた。文面はサト先生らしい明るさがなくて、ぼくの体調を労ると同時に副作用が出てしまい申し訳ありませんとお詫びの言葉が添えられていた。とりあえず、消炎鎮痛剤と湿布で痛みを緩和して、来週の水曜日に

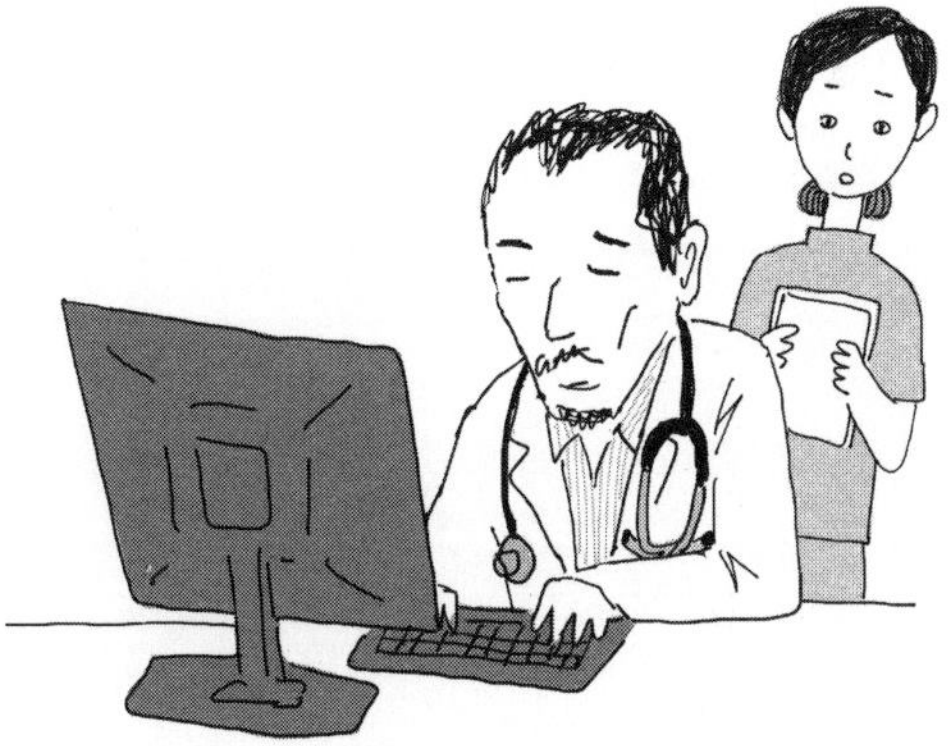

医療センターを受診してくださいと書かれていた。また、ＢＣＧ療法は中止にしましょうという言葉もあった。

こうしてぼくのＢＣＧ注入療法はたった2回で終了になった。

## 湿布だらけの毎日

発熱と血尿は一晩でおさまったので、膝と背中の痛みもそれほど長引かないだろうと予想していた。ところがそうはならなかった。背中はバリバリと張ったように痛み、膝には重い痛みがあり、常にさすっていないと不快で仕方がない。歩くことはできるものの、雪道に足を取られているような感覚だった。

目の症状も改善がなかった。ジリジリした痛みと不快感が毎日続いていた。診療中に特にひどくなった。排尿時の尿道の痛みの方はそれほど激しくはなくて、5日ほどでほぼ消えていった。

血尿から1週間経った水曜日、ぼくは15時に千葉医療センターの泌尿器科を受診した。診察室に呼び込まれるとサト先生は開口一番、「いや、大変だったね」と声をかけてくれた。

「血尿が続けざまに出たときは、どうなるかと思いました。悪寒がひどくてガタガタ震えました」

「今はどう?」

ぼくが体調を説明すると、サト先生は何度もうなずいた。

「尿道炎・関節炎・結膜炎の三つが揃っているライター症候群の完全型だね。三つ揃う人は、1%くらいの頻度と言われているんだ。たいていはBCG療法の5、6回目に出るんだけど、2回目とはちょっと早かったね」

「1%の頻度って……やはり珍しいんですか?」

先生はうなずいた。

「最後に見た患者は10年前かな」

まじか。なんという運の悪さだ。

「先生、この膝と背中の痛みはいつまで続くんでしょうか?」

「BCG療法の免疫反応は3か月から6か月続くと言われているんだよね。だから痛みも同じくらい続く可能性が一応はあると思う」

「そんなにですか? でも、考えようによっては、今回、強い炎症反応が起きたわけですから、抗腫瘍効果も強いという可能性はどうですか？　これによって再発の確率が下がるとか」

「その辺は、ちゃんとしたデータはないんだけど、理論的にはそう考えていいと思うよ」

「それでなくちゃ、割に合わないですよね」とぼくは苦笑した。サト先生はちょっと姿勢を正し、「今回は申し訳ありません」と小さく頭を下げた。ぼくは慌てて「いやいやいや」と首を振った。

「先生のせいじゃありませんから。副作用は化学療法につきものです。ぼくも自分の患者たちにさんざん抗がん剤を使ってきましたので。子どもたちの副作用はすざまじいものがたくさんありました。ところで、このあとはどうすればいいでしょうか？」

「基本的には消炎鎮痛剤と湿布だと思います。症状が強い場合は、ステロイドを使うとか、抗結核薬を使うという選択もあるんだけど、それは本当に必要なときでいいでしょう」

「分かりました」

「ＢＣＧはもう使えないから、治療は中止にしよう。もし、もう一度再発したらピノルビンを使おう」

「は、はい」

そうか、まだ完治したと決まったわけではないのだ。最後の治療薬は抗がん剤のピノルビンということになる。また膀胱炎症状が出たらつらすぎるので、今はピノルビンの治療には前向きな気持ちになれなかった。

「膀胱がんは時間的・空間的に多発するからね。それが抗がん剤を使う際の難しさなんだ。同時におもしろいところでもあるんだけど」

先生は「おもしろい」という言葉を使ったが、これはぼくが医者だからだろう。一般の患者には絶対に使わないはずだ。サト先生は今後の話を始めた。

「膀胱がんのフォローだけど、やはり基本は膀胱鏡なんだよね。でもイヤでしょ？ライター症候群が収まるまで少し時間がかかるから、ちょっと保留にしようよ。膀胱鏡だって半年後にやればいい検査だし」

フォローのことを考えると気が滅入る。しかし今はこのライター症候群をどうにかしたい。

「だんだん収まっていくと思うけど、何かあったら病院に電話を入れてくれる？」

ぼくは「分かりました」と返事をして病院をあとにした。

その後、毎日湿布を貼りながら診療を続けた。痛みはあるものの、徐々に薄れていくようだった。ところが8月4日になって急に症状が悪化した。目がジリジリ痛い。後頭部が重く痛い。背骨がバリバリに張って痛い。右膝がジンジンと痛み、夕方には両膝に痛みがきた。そしてなぜか上腹部まで痛くなってきた。

悪いことに、翌5日の土曜日は、東京に出かける用事が入っていた。6月に出版した『呼吸器の子』という本は、ゴーシェ病という先天性難病の子どもの記録だった。ゴーシェ病の家族会が東京であるので、会に参加して本の販売を計画しているのだった。

JRで品川駅まで行き、そこからフクラシア品川クリスタルスクエアという建物まで歩いた。ぼくは地図を見るのが異常に苦手なので、どんな簡単な道順でもたいてい迷う。この日も建物が見つからず、途方に暮れてしまった。どうやら通り過ぎてしまったらしいと気づいたときは、膝の痛みがよけいに強くなって路上にしゃがみ込んでしまった。

気を取り直して来た道を戻り、ようやく目的地の建物に到着した。家族会には100人近くの人たちが来ていた。ゴーシェ病にも病型が3種類あって、呼吸器をつけるような子はごく一部である。というか、呼吸器をつけても助からないことがあるので、ぼくが取材したタイプのゴーシェ病の子どもたちは、日本で10人から20人と言われていた。

本当だったらぼくはみんなの間を回って話を聞いたり、本の説明をしたりしなくてはいけないのだけれども、どうにも膝が痛すぎて結局最後まで椅子に座っていた。

この日あたりから、痛みがとれなくなった。鎮痛剤は腎機能がよくないので、あまり飲みたくない。点眼して湿布を貼って、なんとか診療を続けた。湿布だらけの毎日だった。

8月21日、月曜日、起床してみると、膝に力が入らなくなっていた。まるで膝から下がズボッと抜け落ちるような感覚である。歩いてみると、なんとか歩ける。これならクリニックまで行けそうである。妻に頼んで鞄に湿布薬を新たに二袋入れてもらった。

診療が始まると、抜けるような感覚は、鈍痛に変わって来た。昼前にはきつい痛みに変わった。そのうち、足首も背中も痛くなってきた。昼休みにソファーに倒れ込む。まさに身の置き所がないという感じで、全身がバラバラになりそうだった。これはもう診療にならないと思って、千葉医療センターに電話した。交換手が出たので「泌尿器科のサト先生をお願いします」と頼んだ。すると電話の声が問い返してきた。

「どちら様でしょうか？　どのようなご用件でしょうか？」

「患者の松永です。膀胱がんの。体調が悪いのでサト先生につないでください」とお願いした。

2、3分待ってサト先生が電話に出た。ぼくがどうしても膝の痛みがしんどいと言うと、明後日の水曜日の夕方に医療センターを受診するように指示された。この日は患者が少なく、61人だった。ときどき院長室に引っ込んで休むことができたので、どうにか診療ができたのだった。

翌8月22日、朝4時に咳で目が覚めた。「ハッ、ハッ、ハッ」と速く浅い呼吸になっている。息が苦しい。布団を抜け出し、洗面所に行って鏡で自分の顔を見る。チアノーゼはない。だけど、軽く顎を突き出し喘ぐような呼吸になっている。鼻もピクピクと開いている。これは鼻翼《びよく》呼吸だ。咳も続く。書斎に入って血圧を測るが、血圧も脈拍もいつも通りだった。これはいったいなんだろう。

時刻は5時。ネットで「膀胱がん」「BCG」「呼吸が速い」と入力して検索をかける。これだ！　BCG療法の副作用で間質性肺炎になった患者の症例報告の論文を見つけた。そう言えば、BCG療法を始める前にサト先生から、まれに間質性肺炎の副作用があり、これはヤバいと言われていた。もしや間質性肺炎なんだろうか？

たくさん空気を取り込もうと腹で深呼吸をくり返した。すると咳がやや減ってきた。しかし呼吸はまだ速い。5時30分に妻が起きてきたので、「呼吸が苦しい」と伝えた。妻は「心臓？　肺？」と聞いてきた。心臓に痛みはないから狭心症とか心筋梗塞ではないだろう。「救急車、呼ぶ？」と聞かれたけど、そこまでひどい感じはしない。どうするか。ちょっと迷う。軽症だったら医療機関に迷惑をかけてしまう。まず自分で診断しようと思った。

水だけ飲んで、早めに家を出る。自動車の運転には支障はない。道は空いていてすぐにクリニックに着いた。酸素飽和度モニターを棚から取り出して、左手の親指に付けてみる。値は99％。まったくの正常だ。分かった、これは過換気症候群だ。X線を撮る必要はなさそうだ。よかった、間質性肺炎ではなかった。

過換気症候群とは、精神的なストレスや不安、緊張などが原因で、呼吸が速くなってしまう病態だ。多呼吸になると、血中の二酸化炭素の濃度が低くなり、呼吸中枢（脳の一部）が抑制されて今度は呼吸が弱くなり、呼吸困難になる。場合によっては、テタニーと呼ばれる手足のしびれやけいれんが出ることもある。

治療は二酸化炭素の濃度を上げてやればいい。まず気持ちを落ち着かせて呼吸を意識してゆっくりにすると、呼吸困難が楽になっていく。ぼくは院長室のソファーに横になってゆっくりと腹式呼吸をくり返した。10分、20分と続けるが、腹式呼吸を中断して様子を見ると、また、「ハッ、ハッ、ハッ」と呼吸が速くなる。ぼくはさらに腹式呼吸を続けた。

そのうち、スタッフが出勤してきた。ぼくの姿を見て「どうしたんですか⁉」と驚く。ぼくは面目ないという感じで、「いやあ、ちょっと過換気になっちゃって」と頭をかいた。ぼくは腹式呼吸に加えて、息こらえもしてみた。

9時になって診療を始めてみると、呼吸がだんだん整ってきた。過換気の嵐は通り過ぎていったようだ。なぜ過換気症候群になったのだろう。やはり毎日関節の痛みが続いていたことが大きなストレスになっていたのだろう。痛みは体を蝕むだけでなく、心にも重圧をかけるのだとまたも気付かされた。

だが、過換気が消えると今度は痛みが意識に強くのぼってくる。目の痛みや膝の痛みは相変わらずだが、なぜか上腹部も痛かった。この日はさらに患者が少なく、45人だった。体を休ませることができてよかった。

翌日の休診日、約束通りにサト先生の外来を受診した。膝の痛みがどうしてもつらいことを説明すると、先生は少し思案顔になった。

「BCGの免疫反応は通常3か月以上続くので、関節痛ももう少し続くと考えた方がいいね。もうしばらくは仕方ないんじゃないかな。痛みを抑えるためにはステロイドの内服とか、膝の関節腔に注射するという手もある。とりあえずは、内服かな」

「ステロイド、使った方がいいでしょうか？」

「今の状態はステロイドの適応だと思うよ。ただし、絶対ではない。もし、飲むならプレドニンを1日20ミリグラムから始めて徐々に減らしていくという感じかな」

20ミリグラムという量は多いとも少ないとも言えない。つまり、それほど恐ろしい量ではない。ただちょっと気になることがある。

「でも、先生。ステロイドを使うと関節炎の炎症は収まるかもしれないけど、免疫系を抑制してしまうわけですから、せっかくやったBCG療法の効果も下がるんじゃないでしょうか？」

「うん、まあ、それはあるかもしれないね」

「それを思うと、ステロイドもちょっと躊躇します」

サト先生は「うーん」と考え込んだ。

「まあ、もう一つの選択肢は結核の治療薬だね。リファンピシンとかイソニアジドを短期間使ってみるという方法もある。でも、どうなの、仕事は？」

「痛いながらも何とかやっています」

「痛みは本人にしか分からない面があるけど、一応、仕事ができているのであれば、薬は保留でいいんじゃないかな」

ぼくはどう返事するかちょっと迷った。でも、サト先生がそう言うなら、その通りにしてみようと決めた。

「じゃあ、もう少し経過を見てみます」

「来週、また来てみて。また相談しようよ」

できれば治療を複雑にはしたくない。もしかしたら3か月もかからないうちに治るかもしれない。それを信じてステロイド療法は保留にした。手持ちの薬がもうなくなりそうだったので、サト先生に湿布薬を二袋とステロイド点眼薬を処方してもらった。

早く痛みが消えてほしい。ただ、治療法がないわけではないので、それは安心材料だった。

# 悩めるがん患者

サト先生の外来を受診して2日後に、また膝から下が抜けるような感覚に襲われた。目はゴロゴロするし、膝も足首も痛む。湿布でごまかすが、どうにもうっとうしい。やはりステロイドの治療をやっておけばよかったかと少し後悔したりする。

しかしそれ以上に気になるのは、上腹部の痛みである。なぜ腹が痛くなるのだろうか。サト先生に聞いておけばよかった。痛みと同時に腹満感もある。30代の頃に十二指腸潰瘍になったことがあるが、あのときの痛みとはまったく違う。場所はどう考えても胃である。胃が重苦しく、痛い。

考えてみれば、もう4週間近く腹痛が続いている。これはもしかして……胃がんということはないだろうか。こんな短期間に二つのがんに罹るなんて常識的には考えにくい。だけど、今まで術後に水腎症を合併したり、10年に1人のライター症候群になったりしている。何があっても不思議はない。

胃がんであれば、今の時代、早期発見ならば内視鏡で粘膜のがんを摘出することもできるし、範囲が広い場合でも開腹せずに腹腔鏡手術で胃切除もできる。心配するならさっさと胃カメラを受けた方がいい。

だが手術となると、また患者やスタッフに迷惑をかける。それは避けたい。いや待てよ、進行がんに発展してしまえば迷惑をかけるどころの騒ぎではなくなる。それならばなおのことすぐに胃カメラを受けるべきだ。でも、胃がんと宣告されることが怖い。おまけにぼくは咽頭反射が異常に強いので、以前に受けた胃カメラでは死ぬような思いをした。検査はイヤだ！

ぼくは自分のことをアホかと思った。これでも医者と言えるのか？　まったく合理的な考え方をしていない。患者が胃がんの心配をするならば、ただちに行う検査は胃カメラである。「胃がんと宣告されることが怖い」なんて、まるで素人の発想だ。

さんざん迷って胃カメラを受ける決心をした。千葉医療センターで受けるのであれば、サト先生に相談して紹介状を書いてもらう必要がある。でも、自宅近くには胃カメラで有名な先生が開業している。どちらがいいのかと、また迷う。検査を受けると決めた以上は、早い方がいい。ぼくは近所の開業医の先生のところを受診した。予診票の既往歴を書くときに、「解離性脳動脈瘤」「膀胱がん」と記入するのがちょっと恥ずかしかった。

先生には「胃の痛みが4週間近く続いていて心配です」と伝えた。するとすぐに

「では、胃カメラをやりましょう。予約を取りますね」となった。ちょっと先のことを書くと、結局ぼくの胃痛は単なる胃炎だった。一応生検を行ったが、検査中にモニターを見て自分でこれは悪性じゃないとすぐに分かった。なお、胃痛はプロトンポンプ阻害剤を1回飲んだだけで治った。

がん患者というのは、がんに対する心配の閾値が下がるのだと知った。今や国民の二人に一人はがんになる時代である、夫婦二人で暮らしていれば、どちらかはがんになる、そういう意味で特殊な病気ではない。しかし、年齢が50代くらいだと、まだ自分にその順番が来ていないと考える。だから自分ががんかもしれないとはすぐには思わない。ところがいったんがんを経験すると、自分の体の不調をすぐに悪いものに結びつけて考えてしまう。がん患者の心は弱い。

それでいながら、がんと診断されると怖いとか、仕事に悪影響があるからイヤだとか理屈に合わないことを考えたりする。ぼくは医者の中でも、大学時代に熱心に研究をやって業績を上げてきた学究肌なのに、患者になると途端に理論だった思考から逸脱してしまうと思い知った。自分のことを客観的に評価できないということもありそうだが、これまでさんざん、がん治療で痛い思いをしてきたので、がんを怖がってしまう部分が心の中にあるように思う。いずれにしても、やはりがん患者のメンタルは弱い。

さて、今後ぼくはどういう形で膀胱がんのフォローを受けるか決まっていなかった。BCG療法が失敗に終わったので、手詰まりという感じだった。そうすると何かほかの方法はないかと知りたくなる。この頃ぼくは『遺すことば　作家たちのがん闘病記』（文春ムック、2017年）という本を読んだ。この本にはがんと闘った17人の作家が登場する。この中で最も印象に残ったのは卵巣がんを患った米原万里さんだった。

卵巣がんの術後に鼠径リンパ節再発をきたした米原さんは、追加手術＋抗がん剤はイヤだと考え、代替治療を必死で模索する。一般的に代替療法には科学的根拠がないのだが（あれば保険適用されている）、少しでも科学的根拠のありそうな治療法を米原さんは探し求める。サプリメントや健康食品を売りつけることが目的のような本は説得力ゼロと判断し、除外する。多数の本を読みまくり、その中で彼女が惹かれたのは自分自身の免疫力を高める治療だった。

具体的には、患者の体からリンパ球を取り出し、これを培養強化し、患者の体内に戻す活性化自己リンパ球療法である。1回の費用は2万6千円。1クール6回で、3か月で約156万円かかる。結局この治療を行っても米原さんのがんは1年4か月後に再発してしまった。

また、友人の勧めで抗がん効果のあるとされるハーブティー、サメ軟骨、乳酸菌飲料を内服していたそうだが、「犯罪的に高価」だったそうだ。

がん放置療法（という言い方が正しいのか分からないが）で有名な放射線科医の近藤誠先生にセカンドオピニオンを求めるが、「メスを入れるのは好ましくない、抗がん剤はほとんど効かない、放射線で小さくする手はあるが転移の可能性は排除できない」と宣告される。それを聞いて米原さんは「座して死を待つほど達観していないわたしは、必死で他の治療法を求めた」と書いている。

免疫療法の次には食餌療法に取り組み、その次には温熱療法を受ける。その次には副交感神経を刺激してリンパ球を増やすという触れ込みの「爪もみ療法」なるものにも取り組むが効果はなかったそうだ。

がん患者は、藁《わら》をも摑む思いで、お金と時間を消費する。強い効果を謳《うた》っている民間療法ほど高額だったりする。患者は「どうせダメでもともと」「天国までお金は持っていけない」という心理からか、こうした治療に大金をはたく。普通の藁ではなく、黄金の藁を摑もうとするのである。米原さんもその一人であったとも言えるが、彼女の場合、代替療法を受けるときに医者に対して科学的な疑問をぶつけることが特徴的だった。

ぼくはこの本を読んで、米原さんをはじめとしてがんと闘っている人たちの心理がとてもよく分かると思った。ぼくだってビオラクチスを飲んでいる。これも保険適用薬と代替治療薬の中間のようなものである。確かに膀胱がんの再発率を下げるという科学的データはあるものの、この薬の効能・効果には「腸内細菌叢の異常による諸症状の改善」としか書かれていない。

BCG療法も実はなぜ効果があるか正確なところは分かっていない。この治療法は、もともと結核患者に膀胱がんが少ないという観察からヒントを得て始まった治療法なのである。そして実際に再発率が下がるという報告が相次ぎ、正式な臨床治験を行ったところ科学的な有意差が示されて今日に至っているのである。

結核患者に膀胱がんが少ないと聞いて、ぼくは丸山ワクチンのことを思い出す。このワクチンは、結核患者にがんが少ないことにヒントを得た皮膚科医の丸山千里先生が開発したヒト結核菌抽出物質である。21世紀になってこの薬はすっかり忘れられてしまった印象があるが、1980年頃は、効くか・効かないかで大論争になっていた。ネットのない時代だから、週刊誌やワイドショーでよく取り上げられていた。ある人は「奇跡の薬」と言い、ある人は「ただの水」と言っていた。当時、医学生だったぼくも強い関心を持って、その論争を見ていた。

結局丸山ワクチンに対して正式な治験が行われ、効果なしという結果が新聞の一面に掲載された。がんの治療薬としての丸山ワクチンは不承認となった（放射線療法による白血球減少症の治療薬としては認められている）。ところが、今日でも丸山ワクチンを信望するがん患者は多く、２０２０年3月末までにワクチンを使用した患者は41万３千人に及ぶという。ワクチンは有償治験薬という形で、日本医科大学を受診すれば入手可能である。

ぼくはこの薬を大学に勤務していたときに使ったことがある。患者は神経芽腫の末期の女の子だった。病気は再発・進行し、緩和ケアを行っているときに、両親から丸山ワクチンを使ってほしいと依頼された。ぼくは、１００％効果はないと思っていたので、どう返事するか迷った。

そしてこのワクチンは隔日に皮下注射する必要がある。大学で働いていると、学会などの出張も多く、常に病棟にいられるわけではない。したがってぼく一人で注射を打つことは不可能なので、医局員全員の賛成が必要だった。予想通り、医局員たちからは一斉に反対の声があがった。ある医師は「子どもの意思を無視して科学的根拠のない注射を打つことは一種の虐待じゃないか」とさえ言った。

ただ、ぼくの考えは少し違った。皮下注射は確かに痛いが、抗がん剤を投与したときの苦しみに比べれば全然大したことはない。丸山ワクチン自体に副作用はまったくない。そして小児医療とは、子どもの病気を治すと同時に親の心のケアをすることも主目的である。親だって奇跡を信じているわけではないのかもしれない。悔いを残したくなくて丸山ワクチンを望んでいるのかもしれない。ぼくは医局員たちを説得してワクチンを打つことにした。

だが、結局この子は、3回ワクチンを打った時点でターミナルの状態に陥り、ワクチンも親の承諾をもらって中止にした。ぼくはその後ワクチンに関する話はせず、ひたすら緩和ケアに努めたので、それで両親が納得したのかどうかは分からない。注射を受けた女の子には迷惑なことだったかもしれないが、丸山ワクチンを打つと決めた判断は間違っていないと今でも思っている。

では、自分に丸山ワクチンを打つかというと、あまり積極的な気持ちには結果としてなれなかった。一番の理由は、ぼくの経験知として「効果のあるがんの治療薬にはそれなりの副作用がある」という信念があったからだ。ぼくは200人を超えるがんの子どもを治療してきたが、それはある意味で副作用との闘いでもあった。そうして

70％の子どもたちを助けた。「奇跡の薬」は存在しないというのが、これまでにぼくが学んだことだった。

それに丸山ワクチンは自己注射が禁じられている。まず主治医にお願いして診断書を書いてもらうという、ちょっとしたハードルもある。医師に注射してもらうとなると、隔日に病院やクリニックに通うか、往診に来てもらう必要がある。さすがにそれは現実的ではなかった。

それでもがん患者は、代替療法の情報に敏感になる。○○はがんにいいという記事をネットで見つけたりすると、思わず読んでしまう。読んでがっかりするのだが、それでもまた読む。がん患者は悩める患者だ。

## 軟性鏡の導入

ステロイド内服治療の話をしてから1週後、8月30日にサト先生の外来を受診した。早速、先生が訊いてくる。

「どうですか、その後？　痛みは少し楽になった？」

「いや、それが全然変わりません。足の指先が冷たいような、しびれるような感じになるんですが、これも副作用でしょうか?」

サト先生はちょっと首をひねって「それはどうかな?　たぶん、関係ないと思うけど」とあいまいに答えた。

「膝の痛みは変わりません。毎日湿布を貼っています。ライター症候群が出たのが7月12日ですから、もうひと月半です。もう少し続くんですかねえ」

「ま、いざとなったらステロイドもあるから……ところでこれからの膀胱がんのフォローなんだけど」

「……」

「実はね、軟性鏡を導入したんだよ」

「え!　まじですか!」

軟性鏡とは、鼻から入れる胃カメラみたいなもので、細く、フレキシブルに動く。これまでの膀胱鏡とはまったく違う。

「最近使い始めたんだ」と言って、サト先生はちょっと照れ臭そうに笑った。

やった!　これで膀胱鏡を受けることができる。ぼくが椅子から飛びあがろうとするのを制するように、サト先生は「まったく痛みがないわけじゃないよ、痛みはゼロではないよ！」と釘を刺すように言った。いや、それは分かる。でも比べ物にならないはずだ。

「軟性鏡を使って3か月から4か月に1回のペースでフォローしていけばいいんじゃないかな。松永先生、いま何歳だっけ？」

「55歳です」

「そうだねえ、腫瘍なしの状態で5年くらい、つまり60歳くらいまで経過を観察すれば終了でいいんじゃないかな」

「分かりました。なんとか頑張ります」

「じゃあ、予約を入れよう。手術したのが、6月2日だから、軟性鏡を……9月20日、水曜日、12時でどうかな？」

「お願いします……ところで、先生。最後の記念に硬性鏡を見せてもらっていいですか？」

「あ、見たい？　いいよ。看護師さ〜ん」

看護師さんが、袋に収められた滅菌済みの器具を運んできてベッドの上に置いた。ステンレス製の一直線の棒は異様な迫力がある。小児用の膀胱鏡とはサイズ感がまるで違う。

「先生、これって直径何ミリくらいですか?」

「6ミリくらいだと思うよ」

これが尿道に入っていたのか。キシロカインゼリーを塗っただけでこれが尿道に入ってくるというのは、人間の痛みの限界なのではないだろうか。検査の前に見なくてよかった。

「あれ? となりにあるのは何ですか?」

滅菌袋に、「J」の形を描いた、やはりステンレス製と思われる全長50センチくらいの棒が入っていた。映画に出てくる海賊船長の義手のフックみたいだ。

「あ、これね。これを最初に膀胱に入れて、尿を出しちゃうんだよ。で、代わりに生理食塩水を入れる」

道理で2回続けて激痛があったはずだ。1回目のはこれだったのか! しかし……しかしである。

「先生、そんなのシリコンカテーテルでやればいいじゃないですか!」

「いやあ、ごめん、ごめん。大学病院でシマザキ教授がこれを使っていたんだよね。ソフトカテーテルだと時間がかかるんで」

シマザキ教授というのはとうに退官した泌尿器科の元教授である。ぼくも学生実習でお世話になった。臨床よりも研究業績がすごいと学内で噂だった。

ぼくは、まじ勘弁という感じで、ヘナヘナと腰砕けになりそうだった。ぼくには全国の泌尿器科医がどうやって膀胱内の尿を外に出しているか知らないが、こんな海賊のフックみたいなものを使っている医者は、めったにいないんじゃないかと思った。いずれにしても助かった。あの拷問のような痛みから解放されるのだ。

「分かりました。見せていただき、ありがとうございました。見ておいてよかったです。ああ、軟性鏡でよかった！　9月20日、よろしくお願いします」

ぼくはサト先生にお礼を言い、湿布と点眼薬をさらに追加で処方してもらった。

家に帰るとすぐに、「いいニュース」と妻に報告した。「軟性鏡なら検査を頑張れるかもしれない。そうしたら、もし再発しても早期に発見できるかも！」と伝えると、妻は「よかったね」と一緒になって喜んでくれた。

その日の夜、布団に入ると、何か今までに感じなかった安心感があった。これで自分の命はつながった……そう思えた。ぼく自身はさんざん抗がん剤を使ってきたので、再発や転移をするがんというのは、化学療法で治すものだと思い込んでいた。しかし膀胱がんに関して言えば、再発のたびに切るという治療戦略の方が正しいのかもしれない。

ぼくは直感的に、自分はこの先、がん死しないのではないかと思った。再発をくり返せば、それは膀胱全摘のリスクにつながっていくのは十分承知しているが、軟性鏡の導入で、自分は生き延びるのだという確信に近いものがあった。

これまでぼくは、前述したように自分の膀胱がんについて親しい数人にしか話をしていなかった。いろいろな闘病記を読んでみると、「がんのことを人に話すことで応援してもらい、それによって闘病する気力が湧いてくる」と書いている人がいた。でも、それは本当だろうかとぼくには疑問である。多くの人は「何て言っていいか分からない」という反応になってしまうのではないだろうか。ぼくは、そう言われたくないし、そういう反応をされたくない。それは周囲に対する甘えのような気がする。

だけど今は考えが明らかに変わった。これならば、人に話をすることができる。子どもたちには、まだ少し早いと思うが、普段付き合いのある人には話せそうである。「がんになったけど、治る予定です」と。軟性鏡の導入は、これまでの暗いトンネルの向こうに見えた暖かな光のようだった。

9月に入っても膝の痛みは続いていた。しかし中旬くらいから痛みの頻度が少し下

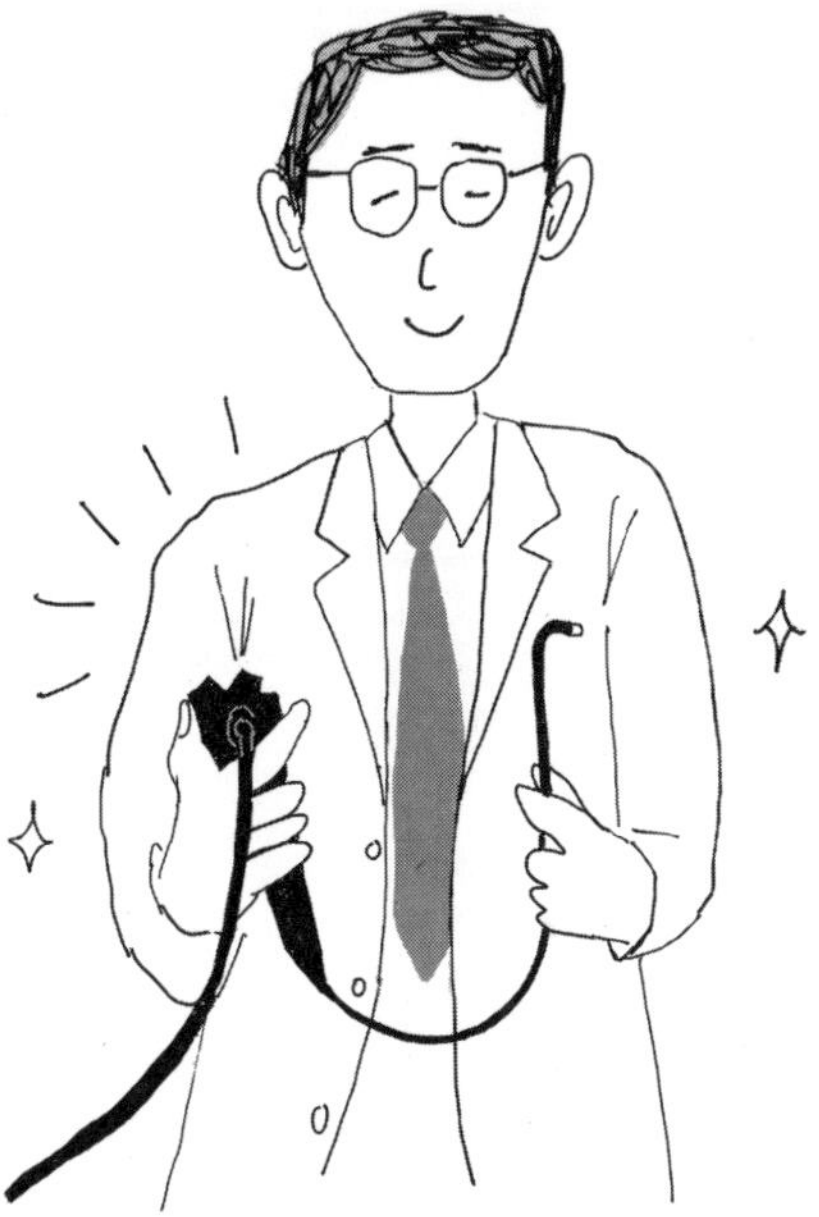

がった。痛くない日も少しずつ出てきた。湿布を貼らない日が少しずつ出てきた。

２０１７年9月20日は霧雨が降っていた。千葉医療センターの駐車場から傘を差さずに早足で病院の中に入った。泌尿器科の外来に行くとぼく以外に患者はおらず、すぐにサト先生が診察室から出てきて「じゃあ、早速やりましょう。処置室に行ってください」と促された。

いつものように検査用の椅子に座るとお腹の辺りにカーテンがかかる。サト先生や看護師さんの姿は見ることができない。「消毒しますね」と看護師さんから声がかかり、ツンと触られる。ぼくはオーバーに全身でビクッとしてしまった。カーテンの向こうからサト先生が「キシロカインを入れるね」と声を出し、液体がジュルジュルと入ってくる。これはおそらく注射筒で注入しているのだろう。

「クリップするね。5分から10分くらい、このままね」

何かで挟まれた。おそらく緩い洗濯バサミみたいなもので挟んで、キロカインゼリーが流出するのを防ぐのだろう。待っている間、サト先生が念押ししてくる。

「硬性鏡に比べれば全然痛みは少ないけど、痛みがまったくないわけではありません。口を開いて体の力を抜いていていてね」

こうして検査は始まった。ゾワゾワした感覚はあるが、耐えられないということはない。「括約筋を超えまーす」という合図とともにツーンとした。そのあとは、がまんできない痛みではなかった。

サト先生が看護師さんに声をかけている。

「ここ撮って。ここも。ここも撮っておこう」

そのたびに看護師さんがシャッターを切っているようで、カシャ、カシャと音がする。ぼくはサト先生の「ここ」という言葉に何かイヤな予感がした。

「じゃあ、終了です。抜いていきまーす」と声がかかり、ぼくは検査台から解放された。直後にトイレで排尿したが、少しの痛みと少しの薄い血尿があるだけだった。硬性鏡と比べると、検査の痛さは比べ物にならなかった。

5分くらい待つと、サト先生に診察室に入るように呼ばれた。前回までは結果をプリントアウトしてくれていたが、今回は、電子カルテのモニター画面に膀胱粘膜の写真が広がっている。サト先生がちょっと硬い声で言う。

「再発してるね」

「……」

「膀胱の後壁に1か所、細い茎があって、そこからクリスマスツリーを逆さにしたような形で腫瘍がある。大きさは3ミリくらい。明らかに表在性だと思う」

「……手術ですね？」

「いや、ここは経過を見てもいいと思う。たぶん、病理的な異型度（悪性度）は高くないんじゃないかな。7ミリから10ミリくらいに増殖しないと、手術の甲斐がないと思うな。もしかしたら茎の部分でちぎれて脱落するかもしれないね」

「……でも、何もしないで経過を見て大丈夫でしょうか？」

「この腫瘍に対してピノルビンを膀胱内に注入するという考えもあるかもしれないけど、それが効くというエビデンスはないんだよね。経過観察しても最終的な結果とか予後は変わらないと思うよ」

「でもBCG療法を行ったのに、再発したことを考えると、あまり楽観できないような気がするんですが……」

「BCGが効かなかったと言えるかもしれないけど、BCGの失敗のケースというより、継続困難で中止したわけだから、治療抵抗性と考えるのはよくないよ」

「分かりました。次の検査はいつでしょうか？」

「3か月後、12月20日でどうかな。まあ、ゆっくりやっていきましょう」

「……」

ぼくは悄然《しょうぜん》として診察室をあとにした。こんなに早く再発するとは思ってもみなかった。ＢＣＧ療法であれほど強い副作用が出たのだから、抗腫瘍効果もあったはずではなかったか。あの治療は無駄だったのか。毎日飲んでいたビオラクチスも役立たずだ。

ショックというよりも、ぼくはがっかりしていた。イヤになるくらい失望していた。そしてしだいに怒りが湧いてきた。いい加減にしてくれ！　ぼくは叫びたい気持ちだった。

会計を済ませて玄関に立つと、かなり雨足が速くなっていた。ぼくは駆け出して、車に乗り込んだ。スマートフォンを取り出し、妻に電話をかけた。ワンコールで妻が出た。

「どうだった？」

「再発しちゃった」

「……」

「ごめん」

ジワっと目頭が熱くなった。

膀胱鏡検査からおよそ3週が経った10月9日、母が80歳で亡くなった。母は父が亡くなったことで自分の人生の役目を終えたと思っていた。父の葬儀のとき、車椅子の母は「もう、いい。早くいきたいわ。治療にお金をかけたくない。少しでも多くお金をお前たちに残したいわ」と言っていた。

ぼくは幼少のころ、恥ずかしいくらいのマザコンだった。母が大好きだった。母は裕福な家庭に生まれ、名門私立中学を出ている。お嬢様育ちで、同時に下町の人だった。無邪気なところ、世間知らずなところがあり、父と結婚したときにはお米の炊き方も知らなかったらしい。一言で言うと、可愛い人だった。

父親がアルコール依存気味で家族の団欒を破壊してしまう人だったので、ぼくは20代のころ、「松永家は母さんでもっているようなものだね」とよく言っていた。その言葉に母はいつもうれしそうだった。

母は、ぼくが研修医の頃にC型肝炎が発覚し、東京の自宅から千葉大病院まで定期的に通院した。ぼくもできる限り付き添い、二人三脚で治療を受けたという感じだった。母は、ぼくが医者ということもあるのか、極めて個人的なことをぼくに打ち明けることもあった。

父が晩年アルコール依存と認知症が進むと、ぼくは父とコミュニケーションが取れなくなり、それをよく思わなかった母とも会話が途絶えた。父の葬儀で母と話したのが最後になった。葬儀のあと、母は急速に肝がんと認知症が進行していくが、見舞いは兄弟に任せてぼくは顔を出さなかった。認知症の母を見たくない。母には最後まで可愛い人でいてほしかった。

葬儀の日、膝の痛みと目の痛みがスッと消えた。母が持っていってくれたのかもしれない。ライター症候群になって3か月だった。

10月26日、午前の診療が終わって院長室に入ると、スマートフォンに着信履歴があった。電話がかかってくること自体も珍しいし、見知らぬ番号だったので、その電話番号を検索してみると千葉医療センターだった。なぜ、医療センターから電話がかかってきたのか、理由がまったく思い至らなかった。昼食を済ませて一休みしていると、スマートフォンが振動した。出ると、千葉医療センターの泌尿器科の外来看護師さんからだった。

「松永さん、大変、申し訳ないんですけど……」

「どうしました?」

「サト先生、体調が悪くて現在、休診状態なんです」

ぼくは「どうしたんですか」と聞こうと思ったがやめた。病院はそういう個人情報は絶対に教えてくれない。患者の一人ひとりに電話をしているということは、かなり重い病気か、それに類する複雑な事情があるのだろう。

「12月20日の外来を延期……ということですか？」

「そうなんです。復帰の目処が立っていないんです。来年の1月になったら、また病院から連絡を差し上げますので、それまでお待ちいただけないでしょうか？」

「分かりました」

胸がザワザワした。しかし、ぼくには情報を入れる手段がない。２０１８年にサト先生が戻ってくると信じて待つしかない。

膝の痛みも消えたので、ぼくは活動の範囲を広げた。11月には日本医学哲学・倫理学会で特別講演を務めた。12月にはＮＨＫから「ラジオ深夜便」の出演依頼があったので引き受けた。スタジオ収録は年明けの1月と聞かされた。

千葉医療センターからの電話が、12月14日に再度かかってきた。看護師さんの説明によると、サト先生の来年1月の復帰は絶対にないこと、2月になっても戻って来られるか分からないということだった。それはもう絶対にサト先生が重い病気にかかっているとしか思えなかった。

看護師さんは、新たな提案をしてきた。サト先生のあとを引き継ぐ形でイチ先生が、泌尿器科の責任者になっている。イチ先生でよければ、来年の1月24日に内視鏡をしてくれるという。ぼくは、「もし、その先生が膀胱鏡をやるなら、軟性鏡ですね?」と念を押した。

サト先生、どうしてしまったのだろうか。膀胱がんが再々発したときに、すぐに手術をしないで「まあ、ゆっくりやっていきましょう」と言ってくれた。いわば、ぼくの解離性脳動脈瘤のフォローと同じようなものだ。

がんを目の前にして手術をしないという判断をできる外科医は信用できる。自分の治療方針に自信がある証拠だ。同級生のぼくらは医者になって30年になる。そうすると、自分の医師としての実力が分かるように、サト先生の実力も分かる。サト先生は信頼できる。ぼくは、サト先生が主治医でよかったと改めて思った。なんとか復帰してくれないだろうか。

## 3回目の手術

年末になってクリニックは冬休みに入った。主治医がいなくなり、ぼくは言ってみれば、がん難民のようなものになってしまった。イチ先生は千葉大学病院の泌尿器科から派遣されているはずだから、お任せして大丈夫とも思えるが、若手なのかベテランなのかも分からない。はっきり言って若い医師には自分の命を預ける気にはなれない。

　妻とも相談したが、話し合う材料がないので答えの出しようがなかった。闘病記を読んでいると、病院選びに苦労する話がよく出てくる。ぼくの場合、同級生なら信用できると、すぐに病院を決めた。だけど多くの人は悩むのだろう。こうしてぼくも今、悩んでいる。

　東京都に住んでいる人は、選択肢が多すぎてむしろ困るのではないだろうか。国立大学病院が二つあり、私立大学病院がいくつもある。東京医科歯科大学と順天堂大学なんて隣り合っている。その上さらに、国立がん研究センター中央病院があり、がん研有明病院がある。

　地方となると、選択肢はそんなに多くないはずだ。千葉県は都会と地方の中間にあたるので、国公立病院にはいくつか選択肢がある。一般にいい病院とは、手術件数が多い病院と考えていい。患者がよく参考にする病院評価の書籍は、手術数でランキングをしている。だが、手術数を公表している病院は少ないから、その代わりに医師の数を調べるというのは有効な方法になる。

千葉県は広い。はるか遠くまでは行く気にはなれない。妻がすぐに病院に来られる距離がいい。千葉市にターゲットを絞って病院のホームページを調べていくと、千葉市立青葉病院の泌尿器科のスタッフが充実していることが分かった。転院するならばここだ。

だけど、もし、青葉病院が軟性鏡を使っていなければ、フォローを受ける気にはなれない。ホームページを見ても、どういう膀胱鏡を使っているか書いていない。素直に千葉医療センターで診療を継続してもらう方がいいのだろうか。

年が明けて2018年になった。元日にいつものごとく年賀状がたくさん届いていた。友人とか、恩師とか、後輩とか、いろいろな人から来ていた。それらを読んでいるうちに、ふと思った。ぼくは医学生のとき、ラグビー部に所属していた。クラブの先輩に泌尿器医科に進んだ人がいる。その先生とは、やはり大学院時代にサト先生を交えて一緒に実験をした。あれから20年以上たつが、優しい先輩だったので何か助言をもらえるかもしれない。検索すると開業していることが分かった。

1月4日に勤務を開始した。この日は患者がとても多かった。そして昼休みに先輩のクリニックのファックス番号を調べ、自分は今、膀胱がんの再発で困っているので、いろいろと教えてほしいことがありますと、自分のメールアドレスを添えて送信した。

すぐにメールが来た。ぼくはこれまでの経緯を詳しく書き、今後どうすればいいか相談を持ちかけた。先輩の助言は、まず、イチ先生は卒後20年で腕は確かなこと、患者に対して真摯な態度であること、サト先生と変わらない医療をしてくれるとのことだった。さらに助言として、膀胱鏡をまず受けて、手術になった場合セカンドオピニオン的に他の病院を考える手もあると言ってくれた。

ぼくは「卒後20年」という言葉と、「真摯な態度」という言葉にものすごく安堵した。イチ先生にお任せしてみようと決めた。先輩とメールのやり取りが終わってトイレに行くと、血尿が出た。便器の中をよく見ると、薄い血液の中に、数ミリの大きさの塊みたいなものが見えた。

もしや、これは！　サト先生が予言した膀胱がんの自然脱落ではないだろうか。きっとそうだ。サト先生からの贈り物だ。ぼくはクリニックのトイレでガッツポーズをして、スマートフォンで塊の写真を撮った。千葉医療センターには、「1月24日にお伺いします」と電話を入れた。


予約の日に千葉医療センターに行く。15時に泌尿器科に到着すると、待合スペースに患者は誰もいない。もしかしたら、ぼくのためだけに、手術日なのに特別に診てくれるのかもしれない。イチ先生はなかなか現れない。おそらく手術がまだ終わっていないのだろう。ぼくのクリニックの休診日に合わせてわざわざ診察してくれるのだから、文句は一かけらもない。ありがたく待たせてもらう。

1時間くらいして看護師さんがやって来て、「先生、今からお見えになりますから、処置室にお入りください」と言う。

え？ まずは診察室で「はじめまして」ではないのか？

ぼくは処置室に入り、いつもの検査用の椅子に座った。カーテンがかけられてちょっとすると、カーテンの向こうから「松永先生、検査を始めますね」と男性の声がする。顔が分からないのは、ちょっと不安である。

消毒をするとすぐに「じゃあ、始めます」と声がかかった。サト先生はキシロカインゼリーを入れて5分間クリップしたが、どうやらそれはなしのようだ。おそらく軟性鏡の表面にゼリーを塗っているのだろう。それでちゃんと麻酔が効くのだろうかと、不安が急激に頭をもたげる。

だがそれは心配のし過ぎだった。サト先生のときと痛みは変わらない。括約筋を超えるところで、ちょっとズキンとしたが、それ以外は耐えられる。イチ先生の合図で看護師さんがシャッターを切っていくので、「ああ、これはがんが残っている」と分かった。

イチ先生は手早く検査を済ませると「はい、終わりました。抜いていきます」と合図した。とりあえず、イチ先生の膀胱鏡が上手でよかった。ぼくは衣服を身につけ、トイレで膀胱にたまった尿と生理食塩水を排尿した。血尿はなかったが、ちょっと尿道が痛かった。

すぐに名前を呼ばれて診察室に入って、イチ先生と初めて顔を合わせた。キリッとした表情で実直そうな雰囲気を持っていた。先生は「よろしくお願いします」と挨拶してくれて、電子カルテのモニター画面に膀胱の内部を映し出した。

「4か月前と同じ場所に同じ大きさの腫瘍がありますね。変化していないと思います」

「サト先生からもしかしたら自然脱落するかもと言われて……先日、コアグラ（血の塊）が出たので、それかと思ったんですけど」

「いや、この形が自然に脱落することはないんじゃないでしょうか。たぶん、前回の膀胱鏡でできたコアグラが落ちただけでしょう」

ぼくは、ガクッと来た。スマートフォンの写真をイチ先生に見せようかと思ったが、現に膀胱の中に腫瘍があるのでやめた。

「この腫瘍の形と大きさならば経過をみていいと思います」

ぼくはその言葉にほっとした。

「でも、急ぎませんけど、いずれ手術ですよね」

それはそうだよなとぼくは思った。小さくてもがんはがんである。

「次回の膀胱鏡は5月23日にしましょう。15時に来てください。もし、それまでに出血などがあれば検査や手術をくり上げると思いますので、病院に電話をください」

ぼくはサト先生のことがどうしても気になっていたので、ちょっと誘導尋問的にさぐりを入れてみた。

「サト先生、どうしたんですかね？」

「それが、われわれも全然分からないんです」

「……」

全然分からないということはあり得ない。患者さんのプライバシーを守っているのだろう。ぼくはそれ以上、尋ねることはやめようと思った。

とりあえず手術は先延ばしになった。今後、手術になったらイチ先生にお任せしよう。セカンドオピニオンは必要ない。患者としっかり正対するその姿勢には信頼を寄せていいという安心感があった。

その後、がんを抱えながらぼくは制限を設けないで行動した。クリニックを安定した状態で運営しながら、東京で開催された先天性染色体異常の18トリソミーの家族会、Team18の10周年記念会に出席した。東京で、友人の漫画家さん夫婦と会食したり、以前から親しい講談社の編集者（このときは雑誌『FRIDAY』の編集長）と一緒にお酒を飲んだりした。NHKラジオで「ラジオ深夜便」も放送され、またぼくは新しい挑戦として自閉症の子を17年間育ててきた母への取材を始めた。本のタイトルは『発達障害に生まれて　自閉症児と母の17年』にしようと腹の中で考えた。

5月23日、イチ先生に膀胱鏡をやってもらうと、腫瘍が大きくなっていると言われた。検査の最中、カーテンをずらしてモニターを見せてくれたが、ぼくにはその大きさの違いがよく分からなかった。診察室に戻ってよく話を聞いてみると、15ミリくらいになっているという。初めに見つかったときの5倍のサイズだ。最初はクリスマスツリーのような形をしていたが、現在はイソギンチャクのような形だという。イチ先生が言う。

「そろそろ手術のタイミングだと思います。形をみると表在性のようだし、悪性度も高くない印象です。いかがしますか？」

ぼくは決着を付けたいと思った。

「お願いします。切ってください」

手術日をいつにするか、ぼくはイチ先生と相談した。早ければ7月下旬に可能だが、ぼくはイチ先生の「悪性度は高くない」という言葉を信じて8月にしてもらった。クリニックの夏休みに合わせて手術をしてもらおうと思ったのだ。イチ先生が前回の手術のときの様子を確認してくる。

「麻酔は今回もルンバールですが……前回は問題なく、うまくいきましたか？」

「それが、若い先生が最初にトライして失敗だったようです。そのあとで、サト先生が入れてくれました」

「じゃあ、今回は麻酔科のコウ先生に頼みましょう。それから肺や肝臓のCTは不要だと思います。術前検査の採血や心電図、胸のX線は、入院した初日にやりましょう」

「先生、一つお願いがあるんですが……ぼく、腎機能が悪いんです。クレアチニンが1・0を超えていて、最初の入院で痛み止めにボルタレン座薬を使ったら、2・0を超えてしまったんです」

イチ先生は、電子カルテの検査結果を過去に遡ってスクロールしていった。

「ですから、ボルタレンは使わないでほしいんです」

「分かりました。気をつけますね」

「サト先生は、クレアチニンが2・0以上の患者はいくらでもいると言っていましたが……」

「いや、それは注意した方がいいです。2を超えると、3、4と上がっていっちゃう人がいるんです」

サト先生の話とはずいぶん違っているなと思ったが、いずれにしてもタンパク制限食にしたのは正解だったと納得することができた。

こうしてぼくの3回目の手術は、2018年8月31日に決まった。

膀胱がんの手術を控えながらも、ぼくはいつものようにクリニックの診療をこなし、新潟で開催された日本小児外科学会に参加したり、家族で東京へミケランジェロ展に出かけた。7月13日にはテレビ朝日系列のネットテレビ、AbemaTVに「先天性染色体異常と出生前診断」の問題で生出演した。このとき本番前のトイレで薄い血尿が出て、8月に手術を組んだのは遅すぎたかと一瞬イヤな気持ちになった。だが、血尿はこの1回で止まった。

前回の入院があまりにも退屈で、おまけにベッド上安静が苦痛だったので、今回は

3冊本を持っていくことにした。『君の膵臓をたべたい』（住野よる、双葉文庫、2017年）、『天才はあきらめた』（山里亮太、朝日文庫、2018年）、『真説・佐山サトル タイガーマスクと呼ばれた男』（田崎健太、集英社インターナショナル、2018年）である。3回目の入院は1回目と同じ20畳くらいのだだっ広い個室だった。

前日の8月30日に入院して、その日のうちにソファーに寝転んで『君の膵臓をたべたい』は読んでしまった。この日は、術前検査や麻酔科のコウ先生から麻酔の説明があったり、また、看護師さんが2回も採血を失敗するなど盛りだくさんで、退屈する間もなく手術日を迎えることになった。

手術も3回目ともなるとあまり緊張しない。妻もそれは同様だった。前回と違っていたのは、コウ先生の麻酔だった。背中に針を刺されるとたちまち下半身がしびれて熱くなり、両脚はまるで自分の体の一部とは思えなかった。手術が始まったのも、終わったのも分からず、イチ先生から声をかけてもらって初めて分かった。プロのルンバールはさすがだと思った。

術後病室に戻ると、両脚がますます重く、自分で動かすことができない。まるで大きなマグロが2本、自分の脚に置き換わっているかのようだ。しびれる感じがものすごく強いので、妻に足をさすってもらったら、めちゃくちゃ気持ちがよかった。

昼前にイチ先生が病室に現れた。

「どうですか？　痛みとか大丈夫ですか？」

「はい、おかげさまで。でも弾性ストッキングが暑くてだるいです」

「松永先生、膀胱内にピノルビン30ミリグラムを入れましょう」

「は、はい」

いきなりの話なのでちょっと面食らったが、もうこれ以上再発したくないので望むところである。イチ先生はいったん部屋を退出すると、ピノルビンを入れた注射器を持ってきた。膀胱バルーンからピノルビンを注入し、流出しないように「20分クランプして膀胱内に留めておきましょう」と、カテーテルにクリップをかけた。

今回も水平安静とベッド上安静はつらかったが、なぜか時間がたつのを速く感じた。精神的に余裕があったせいかもしれない。安静はしかたないとあきらめて、読書に集中した。翌9月1日にイチ先生が膀胱バルーンを抜いてくれて自由の身になった。そして9月2日に帰宅し、3日から診療を始めた。

排尿時にはちょっとした痛みがあった。膀胱鏡のせいだけではなく、ピノルビンを注入した影響があるのかもしれない。けれど、この時期のクリニックは比較的閑散としていて、患者が少ないため無理なく診察を行うことができた。

7日には、『発達障害に生まれて　自閉症児と母の17年』（中央公論新社、2018年）が出版された。この本は最初から驚くほど売れ行きがよかった。新聞や雑誌の書評欄で続けざまに取り上げられた。このあとたくさんの取材を受けて、女優の奥山佳恵さんと対談したりすることになる。

手術後3週目にイチ先生の外来を受診した。病理の結果を知らされる日だ。先生は病理科からのレポートを広げながら説明してくれた。

「残念ながら良性というわけではありませんが、前回よりも異型度（悪性度）が下がっています。がんは粘膜内で筋層には行っていません。大丈夫でしょう」

ぼくも、もう大丈夫だと思いたかった。このまま再発しないでほしい。4回目の手術はさすがにイヤだ。術後最初の膀胱鏡は、来年の3月20日と決まった。

## がんが消えて考えた

2019年3月20日、イチ先生に膀胱鏡をやってもらう日だ。3回目の手術後初めての検査である。約束の時間を1時間以上オーバーしてからようやく先生が現れた。手術が長引いたのだろう。疲れている体で検査をしてもらうことに「申し訳ない」と思うと同時に、疲れた状態の先生に検査を受けるのは「どうなのだろう？」とちょっと不安もあった。だが、検査はいつものように進み、イチ先生は看護師さんに「シャッター、押して」と声をかけている。

一通り観察が終わったところで、「大丈夫です！　もうすぐ抜きます」と先生の声がする。大丈夫？　つまり、がんがなかったということだ！

着替えを済ませて診察室に入ると、先生が膀胱粘膜の画像を見せてくれる。

「大丈夫ですね。手術で焼いた瘢痕はありますが、腫瘍はありません」

「よかった！　膀胱鏡をやって、がんがないと言われたのは今回が初めてです」

「よかったですね」とイチ先生も喜んでくれた。先生の隣に立っている看護師さんも「よかったですね」と言ってくれる。

イチ先生は「また半年後に膀胱鏡をやりましょう。1年に2回でいいと思います。手術後5年まで経過を見れば、まあ、だいたい再発はなくなると思います」と笑顔だった。

つまり2023年8月までフォローすればいいということになる。そのときぼくは

61歳だ。膀胱鏡は、軟性鏡に変わってだいぶ楽になったけど、痛くない検査ではない。この先、イチ先生を信じてついていこうと思った。病院を出て妻に電話した。

「なかったよ」

「うん、よかったね」

弾んだ声が聞こえてきた。

そしてこの原稿を書いている2021年11月、術後3年以上腫瘍は再発していない。まだ完治とは言えないが、一時の再発の嵐は止まったようだ。がんの初発から7年になろうとしている。このまま再発しないのではないかと、ぼくは根拠のない自信を持つようになった。

膀胱がんが再発したときや、BCG療法に挑むとき、ぼくはいろいろなことを心配し過ぎてうつ状態になってしまった。それは死ぬことが怖かったからだ。いや、正確に言うと、死ぬこと自体が怖いのではなく、クリニックがどうなってしまうのか、家族にはもう会えないのか、末期の痛みはどうなのか、すべて失うなら何のために生まれてきたのかと考えてしまったのだ。それはつまり、社会的苦痛（クリニック）、心理的苦痛（家族に会えない）、身体的苦痛（末期状態）、スピリチュアルな苦痛（何のために）だったと言える。

それをどうにか乗り越えることができたのは、一つには妻の存在、そしてもう一つは自己との対話をくり返したことにあったと思う。それでもときどき、死に向き合う苦痛があまりにも大きく、死に対して目をつむり、背中を向けて、逃げようとした。だが、暴風雨が去り、再発の恐怖から逃れたところで恐る恐る目を開いてみると、今までよく形の見えなかった死が、余分な形容詞のつかない姿で見えてきたような気がする。つまり、冷静に自分の死を、必ず訪れる存在として見つめられるようになった。そして死について落ち着いて考えるようになった。

それはおそらくほかにも理由がある。2020年にパンデミックとなったコロナ禍で世界中に死者が溢れたこともあったろう。また、膀胱がんの闘病中に両親が相次いで他界したことも関係がある。次は自分の番だと思ったのだ。また、年齢が還暦に近づき、もう若くないと思ったこともある。いずれにしても死に関する本をよく読むようになった。またどういうわけか、2017年頃から安楽死に関する書籍が増え始めた。

橋田寿賀子さんの『安楽死で死なせてください』（文春新書、2017年）、宮下洋一さんの『安楽死を遂げるまで』（小学館、2017年）などがそうだ。安楽死が注目される理由は、超高齢社会が進み、死を意識する人が増えたことに一因があるだろう。また

「人生100年時代」などと言われれば、生活が苦しいのにそこまで無理して生きたくないとか、最後くらいは自分の思うように死にたいという人が増えるのではないか。

だが、安楽死とは何かということを正確に知っている人は少ない。具体的には、医師が致死量の薬を使うか、医師のアシストによって患者が薬で自殺するかのどちらかをいう。世界には欧州を中心に安楽死が合法化、もしくは容認されている国がいくつかある。こういう国々との対比で、日本でも安楽死を認めよという議論を聞くが、それは軽率であろう。文化的な背景があまりにも異なる。書物でよく紹介されるのは、世界で最初に安楽死が導入されたオランダの事情だ。

オランダは自由と寛容の国で、個人主義の国でもある。1970年代から安楽死についてくり返し議論がなされ、2001年に安楽死法が成立した。日本では、介護離職ののち親の面倒を見ているうちに、あるいは、老老介護の果てに高齢者を殺してしまう事件がたびたびあり、そうした事件を指して「だから安楽死が必要」という意見がある。だがオランダ人の考えでは、こうした日本的な発想は大変に危険とされている。本人の意思ではなく、家族が介護にイヤになって、家族が安楽死を言い出す危険があるからだ。

オランダは国民皆保険であり、また福祉も介護も非常に充実している。高齢者は一人（あるいは夫婦）で生活し、子どもに生活の面倒を見てもらうという発想はない。家族介護というものがないのである。そのかわり、人生に寄り添う家庭医の存在がある。こうした充実した老後の環境があるからこそ、安楽死したいか否かの自己決定ができる。オランダの事情を知れば知るほど、日本のように福祉・介護が脆弱な国では安楽死はあってはならないということが分かってくる。

また、オランダのキリスト教はカトリックではなくカルヴァン派といわれるものである。個人は聖書を通じて神とつながる。間に教会はない。すると個人は聖書の言葉とともに、自分の内面を一人で厳しく見つめることになる。究極の孤独とも言えるこうした宗教のあり方が、自分の死をめぐる自己決定につながっていくのだろう。

死を目前にして最も身体的に苦痛を伴う病気はやはり、がんだと思う。ＷＨＯ（世界保健機関）は、１９８６年にがん疼痛ガイドラインを公表した。ぼくが医師になったのは１９８７年で、このとき千葉大学病院の麻酔科の教授は疼痛緩和を専門にしていた。したがって、ぼくは研修医のときから、がんの子どもが末期になると、麻酔科の先生に病棟に来てもらい、一緒に疼痛緩和療法をやった。医師になって15年を過ぎるころには、麻酔科医の助言ももらったが、疼痛緩和ケアはほとんど自分の手でやっていた。

モルヒネ（鎮痛剤）やそれに類する薬（オピオイド）を使うと、がんの末期でもこどもはかなり痛みから解放された。痛みのコントロールがうまくいかない場合には薬の種類を組み合わせたり、変更したりする（オピオイドスイッチング）。

ただ、モルヒネだけでは苦痛が完全に消えない子もいることも事実である。その際は、ミダゾラム（鎮静剤）を使って完全に眠らせてしまう場合もある。持続的な深い鎮静をかけると、子どもは家族とコミュニケーションを取ることはできなくなり、そのまま死に至る。

モルヒネとミダゾラムがあれば、身体的な苦痛を除くことができる。だが人間にとって最も難しいのはスピリチュアルペインである。オランダでも身体的な苦痛を理由とした安楽死は多くない。これからの時代、スピリチュアルケアはますます重要になっていくはずである。そのためには、前に述べたように、真に拠り所になってくれる他者が、患者の心に耳を澄ませていく必要があるであろう。

安楽死と自殺は似ているようで異なるという意見が多い。安楽死は、死が目前で、死ぬことが必然の人間が死ぬものであり、自殺とは死が予定されておらず、死ぬべきでない人が死ぬというわけだ。だが、死を目前にした人が生きることを諦めてしまい、もう安楽に死にたいと考えるのも自殺の一形態とぼくは思う。人間に自殺をする権利があるかと言えば、それはないというのがぼくの考えだ。

人は人との関係性で生きていることは以前に述べた。それは基本的に本人の都合で勝手に切っていいものではない。人は生かされて生きているのだから、生きることを人との関係性において一方的に放棄はできないだろう。

自死の権利を認め、安楽死を進めれば、日本のように人が人とのつながりで生きている国では社会が不安定になるような気がする。安楽死が合法化されれば、重篤な患者の生死に関して医療者と家族で深く話し合いが行われなくなり、死がオートマチックになる危険がある。こうした流れは歯止めを失い、重度障害者の生きる権利を圧迫する。生きる権利は反転して死ぬ権利になり、誤れば死ぬ義務になりかねない。

それにもっと問題なのは、安楽死には医師の力が必要ということである。医師という仕事は10年、20年と修行を積み、なんとか人の命を助けようと人生をかけて自己を磨いていく職業である。医師は本能的に人を助けようとする。そういう生き物だからだ。その医師に対して安楽死を要求するのは、あまりにも酷である。この世の中には、安楽死に賛成する医師もいるだろうが（現に2020年の京都ALS嘱託殺人事件はそうだった）、そういう人間は極めて例外的である。日本で安楽死が合法化されても、安楽死をしようとする医師は絶対に増えないと思う。

安楽死に使う薬剤は、動物実験で犠死（サクリファイス）に使う物と同じである。こんな薬物で死んでいく人間に尊厳はあるだろうか。

だが、さっきぼくは、ミダゾラムで持続的な深い鎮静をかけたことがあると述べた。このことと、安楽死はどこが違うのかと問われると、ぼくには明確に答えることが難しい。持続的な深い鎮静の先には、間違いなく死がある。その死の瞬間までコミュニケーションが消えるのであれば、それは「ゆっくりとした安楽死」と批判されてもしかたない部分がある。

医師は患者に心を寄せれば寄せるほど、患者の希望を受け入れようと考える。結果として、死に加担することがあることを戒めなければならない。こういうときに、医師は自己の倫理観を問われる。倫理とは自分の心を掘り下げる終わりのない思索で、無限の悩みと言える。医師は悩むことこそが正しい姿なのであり、死をオートマチックにしてはいけない。京都の事件の医師に悩みはあったのか。そこは厳しく問われなくてはならない。

ぼくの母が亡くなるとき、モルヒネが効果不十分で、弟から「つらそうで見ていられない。何かできないか？」と聞かれ、ぼくは「ミダゾラムを使ってもらうよう医師に頼んで」と言った。母が生前少しでも早くいきたいと言っていたことを考えれば、この助言は間違っていなかったと思っているが、自分の心に傷みたいなものを負っていることも間違いない。

安楽死と似た言葉に尊厳死がある。しかし尊厳死という言葉は世界で日本にしかない。これはいわばニックネームであり、どういう死に方に尊厳があるかはその人の価値観によって異なる。人工呼吸器が付いていても、高カロリー輸液をしたり、胃ろうから栄養をとったりしても、一日でも長く生きたい人はいる。自分が手がけたプロジェクトが完成するまでは……自分の孫が誕生日を迎えるまでは生きていたい……こういう考えがあってもいい。生き続けることが尊厳という考え方を尊重しないといけない。

一般には、尊厳死とは治療の停止・治療の差し控えを意味する。ぼくはここでは今述べた理由から尊厳死という言葉は使わない。「差し控え」という言葉も分かりにくい。これは治療を「始めない」という意味だ。治療の停止や治療を始めないことは、ぼく自身も何度も経験してきた。ただ、この両者にはかなりの違いがある。治療を始めないことは医師として決断しやすいことであるが、治療を停止することは相当難しい。

前者は、例えば多臓器不全になって救命の見込みがなくなったときに、腎不全を合併しても血液透析を開始しないことが、それに当たる。後者はやはり末期の状態に至ったとき人工呼吸器を止めて、気管内チューブを抜くことである。やはり、呼吸器を止めるという行為は医者にはつらくてなかなかできない。

だが、現在、時代の流れは、重い障害を負って回復が見込まれない患者に対しては治療の中止や、開始しないことは、国が公認するような形で堂々と行われるようになってきている。

2017年6月5日、NHKクローズアップ現代+で『人工呼吸器を外すとき 医療現場 新たな選択』という番組が放送された。帝京大学病院高度救命救急センターで、家族の同意のもと、意識の戻らない患者の人工呼吸器を外す場面が映し出された。これは衝撃的だった。医療の中でこうした行為が罪に問われない理由は、厚労省のガイドラインの存在によるところが大きい。

2006年に射水市民病院で、外科医が末期患者から人工呼吸器を外して何人もの死者を出すという事件があった。警察の捜査が入り書類送検となったが、医師は不起訴になった。これをきっかけに各学会や日本医師会から終末期医療（のちに人生の最終段階という言い方になる）のあり方に関してガイドラインや勧告が出されるようになった。

その中でも、「救急・集中治療における終末期医療に関するガイドライン――3学会からの提言」（日本救急医学会・日本集中治療医学会・日本循環器学会）は影響が強かったように思う。ガイドラインに共通しているのは、治療を停止したり差し控えるときは、患者本人の意思が何よりも重要であり、医療スタッフはそれを確認し、尊重すべきという考え方だった。

そして厚労省が出した「人生の最終段階における医療・ケアの決定プロセスに関するガイドライン」（2007年作成、2018年改訂）は医療界に大きな影響を持った。ここで強調されたのは、自分の人生の最後の医療やケアがどうであってほしいか、家族や信頼できる人と、さらには医療・介護スタッフと、事前にくり返しよく話し合ってほしいということである。

その話し合いをACP（Advance Care Planning）という（通称は「人生会議」）。ACPの要点は、自分の人生の最終段階の医療やケアのあり方を「決める」ことにあるのではない。「くり返し話し合う」ことにある。なぜならば人の気持ちは常に変わるからであり、何度も話し合いの機会を持つと、その人の人生に対する考え方がよく分かるからである。

ＡＣＰが提唱される以前にはＡＤ（Advance Directive＝事前指示）というものがあった。ＡＤとリビング・ウィルとは基本は同じだが、リビング・ウィルには自分の意思の代理人の指定がない。だが、ＡＤは患者や家族に満足感を与えなかった。ＡＤには「決めた」ことしか書かれていないため、患者の本当の気持ちが分からない。だから、話し合いのプロセスを重視するＡＣＰが大事になってきている。

厚労省はＡＣＰの普及に努めているようだが、まだまだ国民の間に浸透していないという調査結果もある。人によっては、これは医療費削減のための厚労省の戦略と批判するが、ぼくはそうは思わない。いや、厚労省にそういう下心があったとしても、ＡＣＰはとても大切だと考える。

ぼくは２０２１年の2月頃に、「もしバナゲーム」というのを妻とやってみた。「もしバナゲーム」とは、「もしものための話し合い」のカードゲームである。カードには、「家族と一緒に過ごす」とか「不安がない」とか「機器につながれていない」とか、人生の最終段階でどうありたいかのキーワードが書かれている。手札から要らないカードを捨て、山からカードを引くことをくり返していくうちに、自分がどう人生を締めくくりたいかが見えてくる。

妻らしいと思ったのは、「ユーモアを持ち続ける」というカードを選んだことだ。いつも明るく笑っている妻には、家族に囲まれて楽しい時間が流れている方がいい。ぼくがこだわったカードは「家族の負担にならない」ということだった。では、病院で死にたいかと聞かれると、何とも答えるのが難しい。死ぬ瞬間を子どもたちに見られたくないという気持ちと、ギリギリまで大好きな書斎で過ごしたいという気持ちがある。いずれにしても、妻に「また、もしバナゲームをやってみよう」と言ってある。

日本には、安楽死はともかく（いわゆる）尊厳死を認めるべきだという意見を言う識者や政治家が多い。2014年にNHKが行った調査では、安楽死に賛成する人は72％、（いわゆる）尊厳死に賛成する人は82％だったと報道されている。日本尊厳死協会も尊厳死を法制化しようと活動をしている。

しかし、そうした意見や活動には今や大きな意味はない。医療の現実が先に行っている。治療の中止や差し控えは、今後もきわめて予後不良な患者、特に高齢者に関しては行われていくはずだ。ぼくは2021年3月に、コロナ禍の医療トリアージで高齢者の機械的な切り捨てがあってはならないと朝日新聞「私の視点」で主張した。この考えは今も強く持っている。

コロナ禍の時期、多くの医者と話をしたが、「コロナ時代の今だからこそ、自分の人生の最終段階をどう生きるか家族と話し合ってほしい」と成人の医療を行っている先生たちがよく言っていた。ぼくはその意見に納得する。ぼくにはまだまだ生きてやりたいことがいくつもあるが、すべてやり切ったときは、人生の畳み方を考えるだろう。ぼくの母が「少しでも多く財産を子どもたちに残したいから、私はもういい」と言った言葉が蘇ってくる。

ぼくの親友で新生児科の医師は、たくさんの赤ちゃんの死を見てきた末に「いかに死ぬかは、いかに生きるかと同じだ」という境地に達したという。その気持ちはたいへんよく理解できる。ぼくも100人以上のがんの子どもや先天異常の赤ちゃんの最期を看取ってきた。がんの子どもには、ただひたすら「痛くない」時間をつくった。モルヒネもミダゾラムも使った。赤ちゃんの心臓が止まりそうになったときには、人工呼吸器から外してお母さんの腕の中で逝かせてあげた。人生の最後を整えることは、その子を生かすことになる。そこから物語が生まれて家族は再生していく。そういう家族をいくつも見てきた。

ぼくももう少しよく生きて、生き切ったら、よく死のうと思っている。

# あとがき――がんになってよかったか

がんになってよかったかと、よく考える。端的に言ってしまえば、よくなかった。ぼくの膀胱がんは進行がんではなかったものの、2回再発し、精神的な重圧はかなりきつかった。泌尿器科の先生にしてみれば、これくらいは大したことではないと言うかもしれない。確かに、ぼくが治療してきた神経芽腫病期4の子どもの治療に比べれば段違いに軽症である。

だが、がんは、がんである。死を意識したし、かなり悩んだことはこれまで述べてきた通りである。

その中で多くのことを学んだ。一つは、がん治療を専門としているはずの自分が、当事者になると論理的な思考ができなくなることである。あるときは事態を過剰に悪い方へ捉えて悲観し、あるときは根拠もなく楽観的な考えを自分に言い聞かせようとしたりする。患者の心がここまで弱いとは思わなかった。

そして、患者と医療スタッフとの関係性についても学んだ。前にも触れたが、心の弱った患者のケアをしてくれる医療者が病院にはいない。医師から見れば、がんという病気は成人診療においては日常疾患だ。いちいち患者の心の内を聞いている暇はないのであろう。小児がんは1万人に1人の頻度で起こる疾患なので、医師は家族とともに治療するという一体感が生まれる。そういうことを成人のがんで期待してはいけないのであろう。

入院中に、看護師さんから精神的なケアを受けることもなかった。どこの病院でも同じだが看護師さんは忙しすぎる。おまけに三交代勤務で夜勤がある。この過酷な仕事をしている看護師さんに、さらに病気の悩みを聞いてもらいたいというわがままは、さすがに起こらない。そういう意味で患者は孤独だと感じた。

そして看護師さんの役割の重要性も再認識した。数日間の入院でも何人もの看護師さんが病室を訪れる。ある人は満面の笑みを浮かべてバイタルを測定しに来るし、ある人は表情一つ動かさず事務的に連絡事項を伝えに来る。患者にとってナースコールを押すというのは、ものすごく申し訳なくて躊躇する。でも、笑顔で接してくれる看護師さんが担当の時間帯は、ナースコールを緊張しないで押すことができる。

妻と「もしバナゲーム」をやったときに、「信頼できる主治医がいる」「穏やかな気持ちにさせてくれる看護師がいる」というカードがあった。そういう医療スタッフがいるか、いないかで、自分の人生の最期を自宅にするか、病院にするかが決まってしまう可能性もあると思う。

もし、最後は緩和病棟でと思っても、医療スタッフと良好なコミュニケーションが取れなければ、その人生の終わり方は相当つらいはずだ。しかしこれは在宅医療でも同じことで、結局医療で一番重要なのは、患者と医療スタッフとのコミュニケーションということになる。

患者は医療を選べるように思えて、実は案外そうではない。人と人との出会いは運みたいなものなので、ある程度、運命を天に任せるしかない。医師である自分の立場から言えば、ぼくはもっと患者の心が分かる人間に成長しようと自分の病気を契機に考えた。医者が一人前になるためには生涯をかけて学ぶ必要がある。ぼくもまだ発展途上である。

読者のみなさんに助言できることはなんだろうか。大して偉そうなことは言えない。今の時代、仕事をリタイアするのは60歳を大きく超えて65歳以上になっている。すると、現役中にがんに罹る人も確率的なかなり多くなるだろう。そうなると、闘病と仕事の両立にかなり悩むことになる。

そのときに休んでしまうのは簡単だが、ぼくは少し無理をした方がいいと思う。休むと気力が落ちる。気力が落ちると再起が難しくなる。特に年齢が高い患者さんはそうだろう。医者が「無理をしろ」というアドバイスをするのはちょっとどうかと、ためらわれるが、ぼくは入院の期間だけを休んで、あとは可能な限り働いたことで仕事が続けられたと考えている。特にＢＣＧ療法のあとのライター症候群のときは、無理をしてよかったとつくづく思っている。

最後に、がんに罹って死を恐れたり悩んでしまうことに対してどう対処したらいいか述べてみたい。結局ぼくは悩みに対して真正面から向き合ってしまい、悩みに囚われてしまった。これは自分の性格によるものだから仕方ないとも言える。そしてぼくは自己との会話をくり返すことで、自分への傾聴を自分で行った。これが一番いい方法かというと、それは分からない。

本書に出てくる『呼吸器の子』の母親は、重篤な障害を持つ子を育てるときに、「発想を変える」ことが重要と言っていた。これは大事な言葉だと思う。

死にたくないと思うから苦しくなるのだ。死んでもいいと発想を変えてみてはどうだろうか。執着をいったん、仮にでいいから捨ててみるのだ。悩みを解決しようとするから苦しくなる。悩んでもいい、それが当たり前と考えてみてはどうだろう。いわば、悩みを手なずけて、悩みに対して物ぐさになっていい。懐手《ふところで》をして人に悩みを任せてしまうのも一つの手だ。頼れる人には頼った方がいい。

喫煙歴や生活習慣などを振り返っても解決にはならない。過去を変えることはできない。悩みから解放されて心が楽になったら、あとからゆっくりと反省すればいいだろう。今になって言える言葉かもしれないが（たぶんそうだろう）、がんに悩んでいる読者は発想を変えてみるといいかもしれない。

ぼくの膀胱がんのフォローアップはさらに続くが、この本はここで終わりにしたい。ぼくの原稿はいつも妻がチェックして、あそこがダメとか、ここはよかったと言ってくれる。だけど、今回だけは原稿を見てくれなかった。ぼくの闘病は彼女にもつらかったのだろう。

執筆と出版の機会を与えて頂いた医学書院の白石正明さん、ぼくの拙い原稿を立派な本に仕上げて頂いた同編集部の金子力丸さんに心からお礼を述べたい。

2021年11月16日　自宅の書斎にて

松永正訓

本書を、ぼくが大好きだった同級生、故・佐藤直秀先生に捧げる。

著者略歴

## 松永正訓（まつなが・ただし）

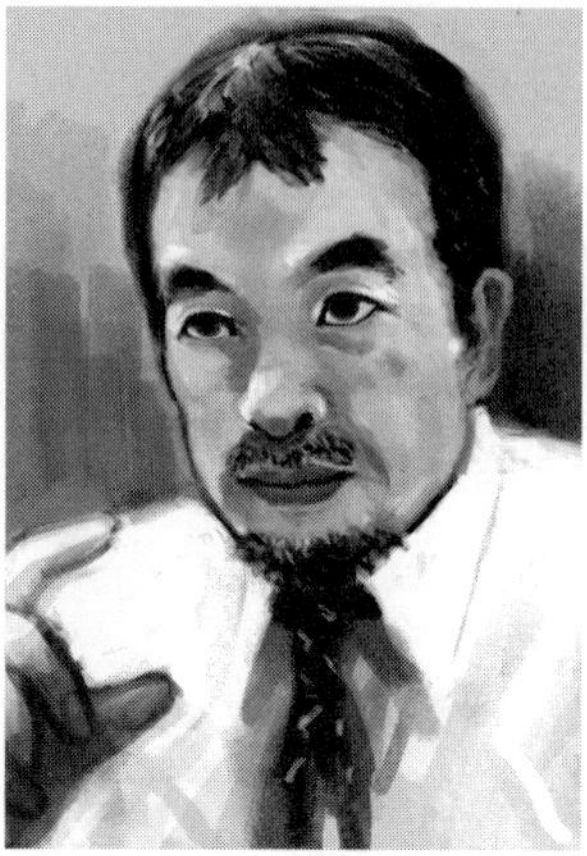

医師。1961年、東京都生まれ。1987年、千葉大学医学部を卒業し、小児外科医となる。日本小児外科学会より会長特別表彰（1991年）など受賞歴多数。

2006年より、「松永クリニック小児科・小児外科」院長。

『運命の子　トリソミー　短命という定めの男の子を授かった家族の物語』（小学館）で2013年、第20回小学館ノンフィクション大賞を受賞。
『発達障害に生まれて　自閉症児と母の17年』（中央公論新社）で2019年、第8回日本医学ジャーナリスト協会賞・大賞を受賞。

『小児がん外科医　君たちが教えてくれたこと』（中公文庫）、『呼吸器の子』（現代書館）、『いのちは輝く　わが子の障害を受け入れるとき』（中央公論新社）、『どんじり医』（CCCメディアハウス）など著書多数。

著者肖像／松永夕露

ぼくとがんの7年

発　行　2021年12月15日　第1版第1刷©

著　者　松永《まつなが》正訓《ただし》

発行者　株式会社　医学書院

代表取締役　金原　俊

〒113-8719　東京都文京区本郷1-28-23

電話　03-3817-5600(社内案内)

印刷・製本　アイワード

本書の複製権・翻訳権・上映権・譲渡権・貸与権・公衆送信権(送信可能化権を含む)は株式会社医学書院が保有します.

ISBN978-4-260-04926-9

本書を無断で複製する行為(複写，スキャン，デジタルデータ化など)は，「私的使用のための複製」など著作権法上の限られた例外を除き禁じられています．大学，病院，診療所，企業などにおいて，業務上使用する目的(診療，研究活動を含む)で上記の行為を行うことは，その使用範囲が内部的であっても，私的使用には該当せず，違法です．また私的使用に該当する場合であっても，代行業者等の第三者に依頼して上記の行為を行うことは違法となります．

JCOPY 〈出版者著作権管理機構 委託出版物〉

本書の無断複製は著作権法上での例外を除き禁じられています．複製される場合は，そのつど事前に，出版者著作権管理機構(電話 03-5244-5088，FAX 03-5244-5089，info@jcopy.or.jp)の許諾を得てください．